Natürlich gesund

Heilsteine

Natürlich gesund

Heilsteine

Jennie Harding

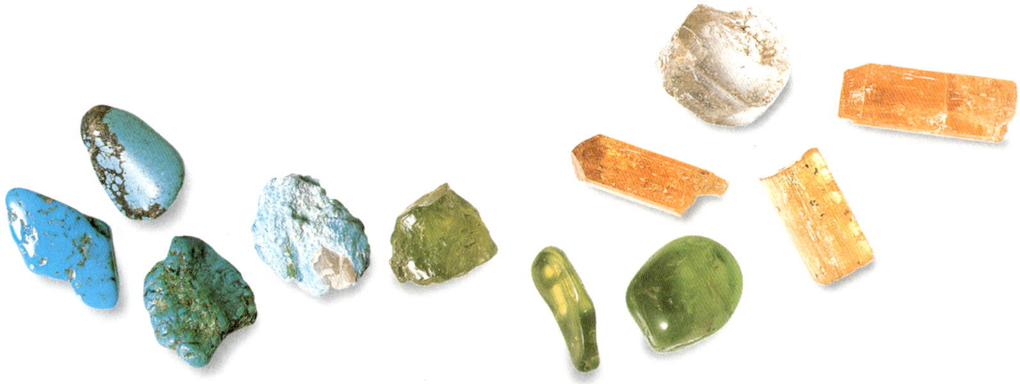

Entwurf und Realisation: The Bridgewater Book Company

Parragon
Queen Street House
4 Queen Street
Bath BA1 1HE, UK

Übersetzung aus dem Englischen: Brigitte Rüßmann und Wolfgang Beuchelt, Scriptorium, Köln
Redaktion: Alexander Kerkhoffs, Print & Screen Productions, Köln
Satz: Regine Ermert, Köln
Koordination: Antje Seidel, Köln

ISBN 1-40543-233-0

Printed in China

HINWEIS

Die Informationen in diesem Buch verstehen sich nicht als Ersatz für den Rat eines Arztes. Wer krank ist oder ärztliche Betreuung benötigt, sollte nicht mit den im Buch beschriebenen Anwendungen beginnen, bevor er den Rat eines kompetenten Arztes oder Heilpraktikers eingeholt hat.

BILDNACHWEIS

Corbis UK Ltd: 6 o., 7 o., 22, 25 u., 27 o., 28 o., 30 u., 32 o., 36 u., 37 u., 52 o.; *Crown Copyright: Historic Royal Palaces, Hampton Court*: 13 o.; *Getty Images*: 8 u., 12 o., 16 o., 24 u., 42 u., 44 u., 50 u., 53 u.; *Hulton Getty*: 14; 39 u., 41 o., 51 o.; *International Colored Gemstone Association (ICA) (www.gemstone.org)*: 39 o., 41 u.; *Kobal Collection*: 15 o.; *NASA*: 59 u.; *PA News Photos*: 12 u.; *Rex Diamond Mining Corporation (www.rexmining.com)*: 11 o.; *Science Photo Library*: 9 o., 27 u., 31 o., 43 u., 61 u..

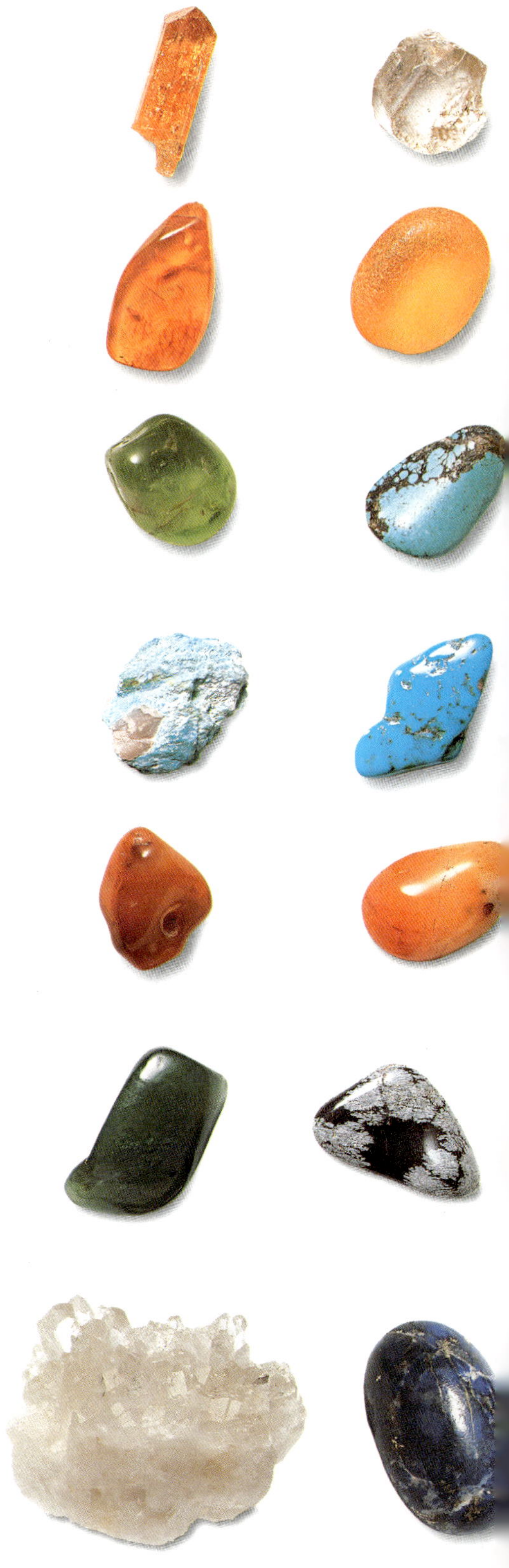

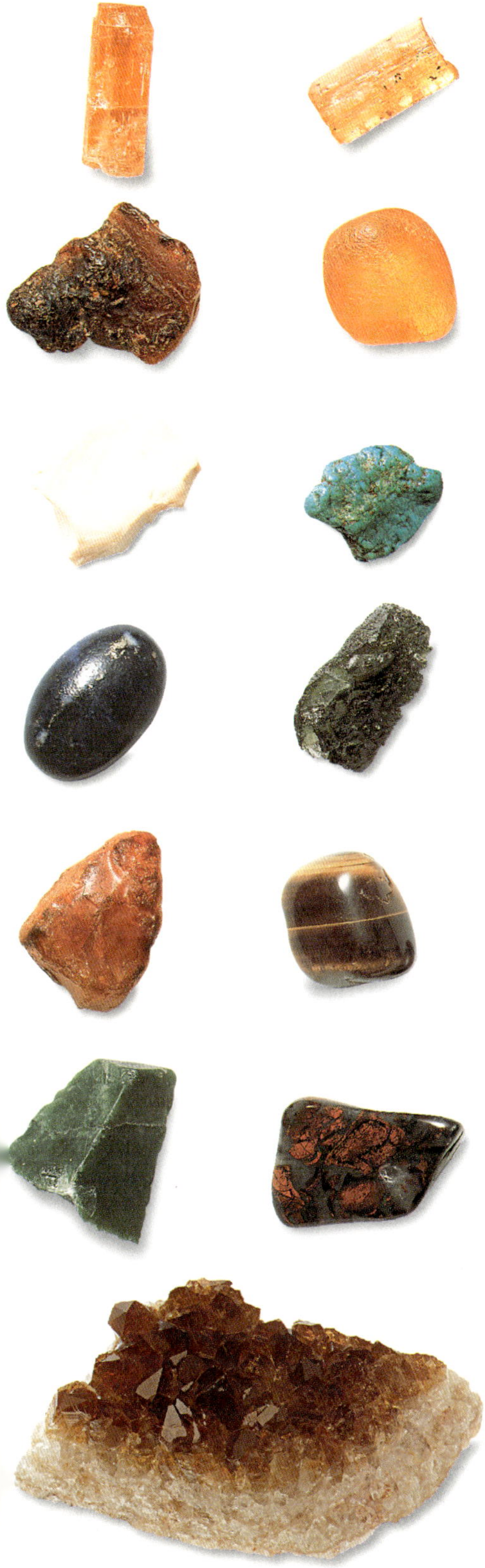

Inhalt

Einleitung	**6**
Mutter Erde: Planet der Wiedergeburt	**8**
Die Entstehung von Kristallen	**10**
Königliche Kristalle	**12**
Kristalle heute	**14**
Kristalle, Farben und Chakras	**16**
Auswahl und Pflege von Kristallen	**20**
Verzeichnis der Kristalle	**21**
Einfache Anwendungen von Heilsteinen	**54**
Kristalle in der Wohnung	**56**
Meditation mit Kristallen	**58**
Kristalle kaufen	**60**
Glossar	**62**
Nützliche Adressen und Internetseiten	**63**
Register	**64**

Einleitung

Kristalle und Edelsteine üben eine große Faszination auf uns aus. Selbst in unserer Alltagssprache bezeichnen wir etwas besonders Schönes als ein „Juwel" und befinden manche Situation als „kristallklar". Marilyn Monroe stellte sogar provokativ fest, dass „Diamanten die besten Freunde einer Frau" seien.

Ein Verlobungsring mit einem Diamanten oder anderen Edelstein ist ein Symbol für etwas Seltenes und Wertvolles, das ewig Bestand hat. Unsere Faszination für diese wertvollen und schönen Geschenke der Erde beruht auf der Vorstellung, dass ihr Wert und ihre Schönheit unvergänglich sind.

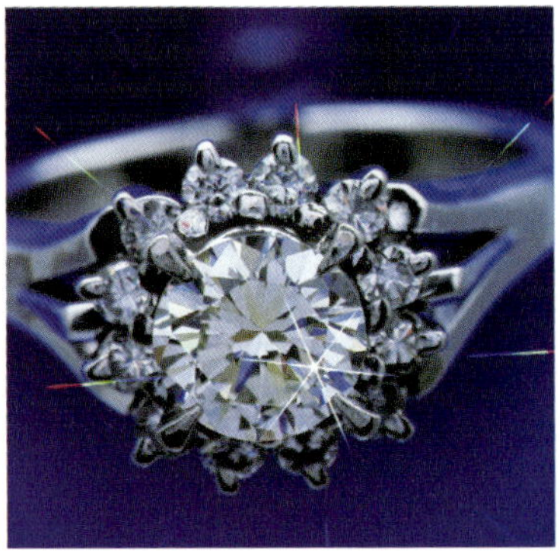

Verlobungsringe mit Diamanten symbolisieren ewige Liebe.

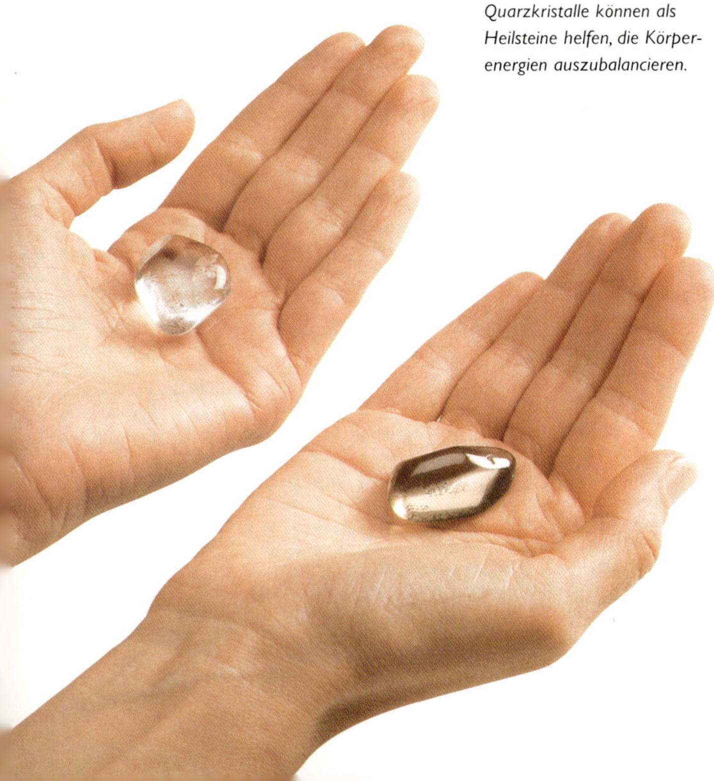

Quarzkristalle können als Heilsteine helfen, die Körperenergien auszubalancieren.

Glücklicherweise gibt es neben den Edelsteinen auch ebenso schöne und dennoch bezahlbare Kristalle wie Quarz, Mondstein, Amethyst und Granat, die als Schmuck, Sammlerobjekte oder auch zur Heilung dienen können. In diesem Buch werden wir uns mit all diesen Aspekten befassen, insbesondere aber mit den Steinen als Mittel zum Ausgleich der Energien von Körper, Geist und Seele. Diese Anwendung hat tiefe geschichtliche Wurzeln: Viele Steine werden von alters her mit unterschiedlichen körperlichen und geistigen Zuständen in Verbindung gebracht. So werden in Indien bis heute Edelsteine wie vor hunderten von Jahren zu Pulver zermahlen, mit Wasser vermischt und als Heilmittel getrunken. Im Verzeichnis der Kristalle auf den Seiten 22–53 sind 32 Mineralien und Steine aufgelistet, deren

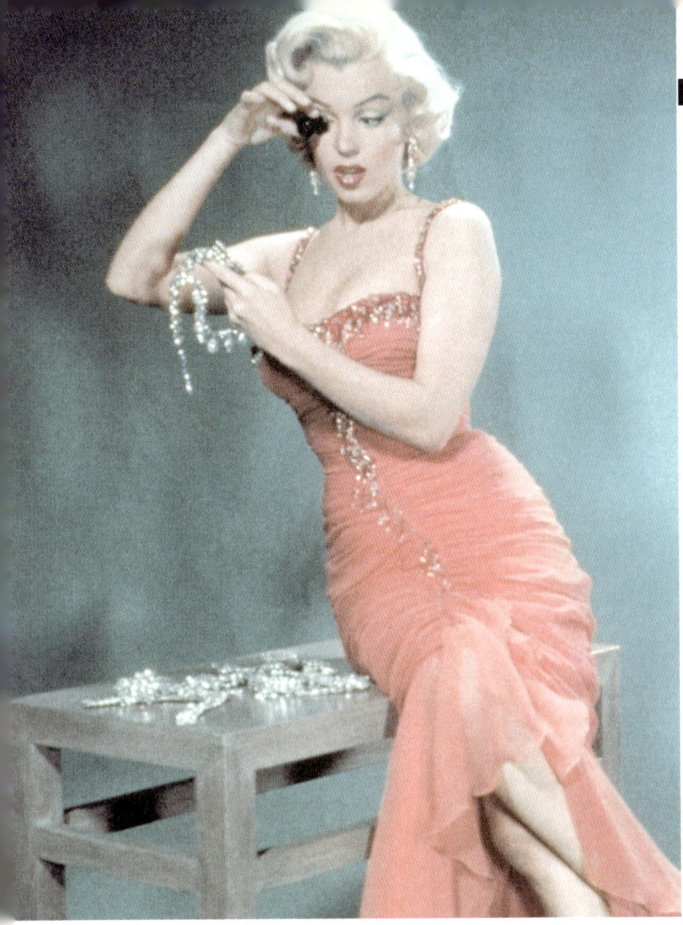

Der strahlende Glanz der Diamanten verzauberte Marilyn Monroe als Lorelei Lee in „Blondinen bevorzugt".

Farben, geologische Eigenschaften sowie ihre Geschichte und Möglichkeiten der Heilanwendung vorgestellt werden.

Kristalle können die Energien unserer Umwelt verschönern und reinigen, zur Meditation dienen und natürlich auch als Schmuck getragen werden. Vielleicht erhält ja auch Ihr Schmuck eine ganz neue Bedeutung für Sie, wenn Sie die faszinierenden geologischen und historischen Fakten über die Steine kennen gelernt haben. Unter Umständen haben Sie sich bereits instinktiv mit bestimmten Kristallen umgeben und erfahren hier, warum Sie dies getan haben.

Sich mit Kristallen zu umgeben stellt eine Verbindung zur Erde her, da alle Kristalle im Inneren unseres Planeten geboren werden und wachsen. Wenn Sie sie mit Sorgfalt und Respekt behandeln, werden sie die positive Energie ihres Lichts, ihrer Farbe und ihrer Schönheit mit Ihnen teilen. Ob Sie sie bloß sammeln oder zur Verstärkung Ihrer Energien am Körper tragen – nach unserer Reise durch die Welt der Geologie, Geschichte, Legende und Heilung werden sie Ihnen noch wertvoller sein.

Die kraftvollen Violett-Töne eines Amethysts wirken beruhigend auf den Geist.

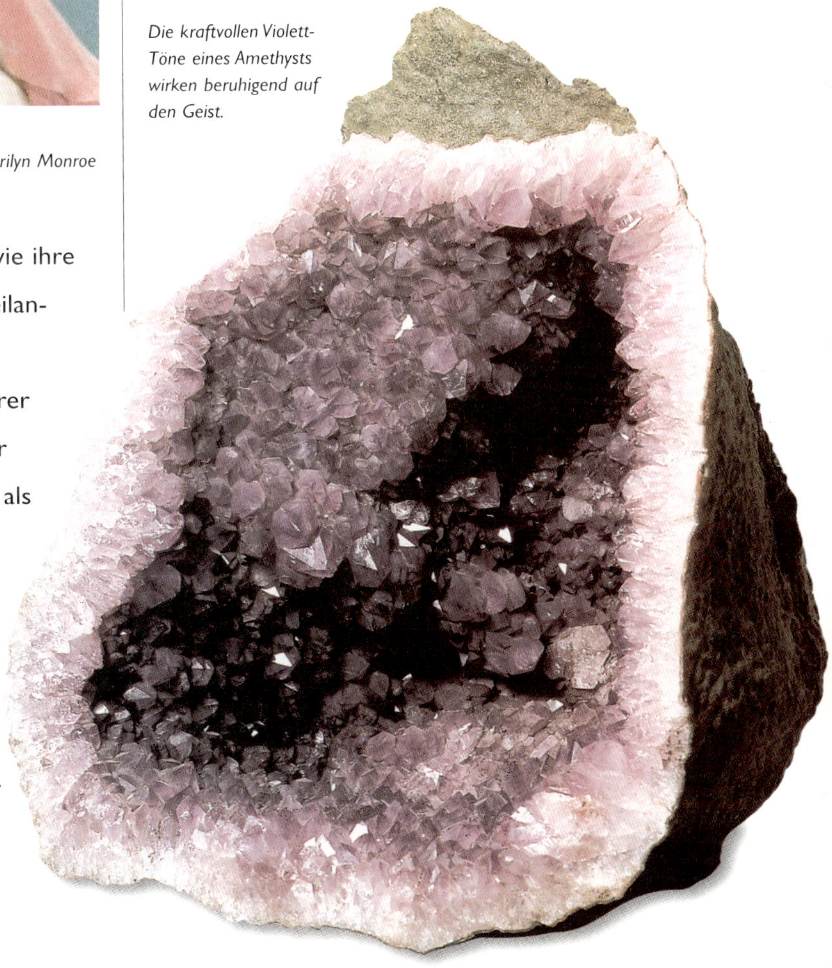

Mutter Erde: Planet der Wiedergeburt

Unsere Geschichte beginnt mit der Entstehung der Erde – dem Ursprung der Mineralien im Inneren des Planeten, auf dem wir leben. Mineralien sind natürliche anorganische Substanzen, von denen es schätzungsweise 2500 gibt.

Die Welt der Mineralien hält Bausteine für alles auf der Erde bereit: Steine, Pflanzen, Tiere – und Menschen. Wir bestehen zu etwa 90 Prozent aus Wasser, der Rest sind Mineralstoffe!

Die Erde besteht aus verschiedenen Schichten, der Kern ist flüssig und sehr heiß, die Oberfläche ist fest und kalt.

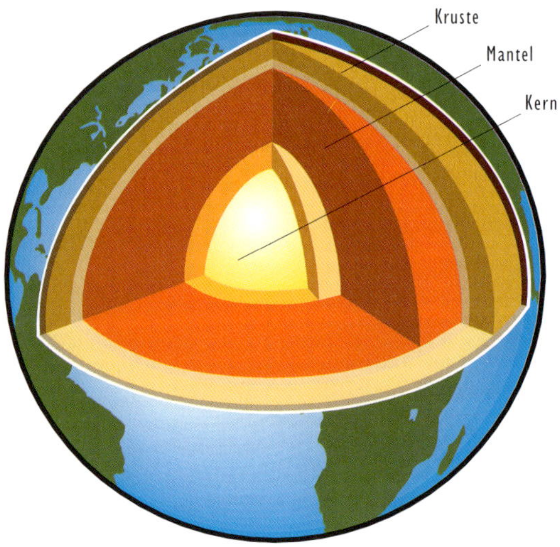

Die Erde ist in ständiger Bewegung

Die Erde entstand ursprünglich aus dem Staub und Gas von Sternen. Schwere Elemente wie Nickel und Eisen bildeten einen heißen Kern aus flüssigen Mineralien (der auch heute noch geschmolzen ist), die langsam zur Oberfläche gedrückt wurden. Leichtere Mineralien wie Silizium und Sauerstoff, die Bestandteile von Quarz, sind Teil der stellenweise halb geschmolzenen, dickeren Schicht, dem so genannten Erdmantel. Die leichtesten Mineralien schließlich werden nach oben zur Erdoberfläche befördert. Die äußerste Erdschicht, auf der wir leben, wird

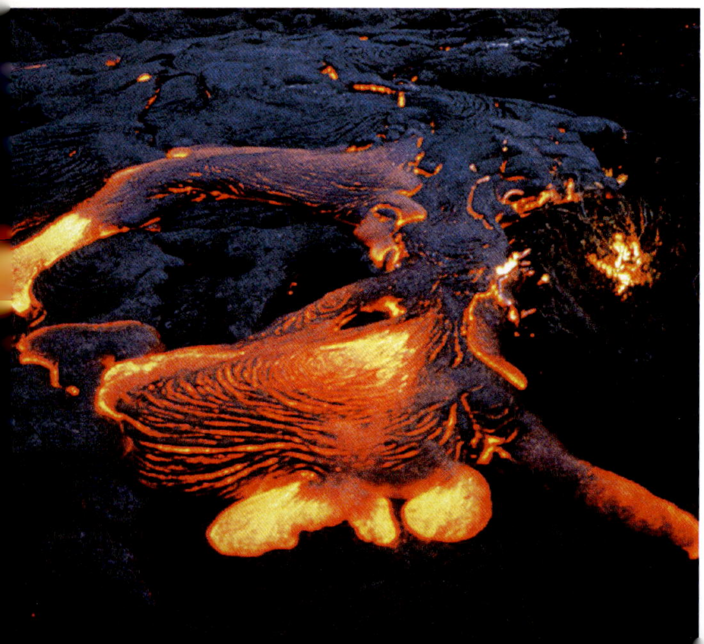

Nach einer Vulkaneruption ergießt sich rot glühende Lava über die Erdoberfläche.

Die drei wichtigsten Gesteinsarten

Vulkanisches Gestein: Ursprünglich im Erdkern geschmolzenes Magma, das durch Risse oder Vulkanausbrüche an die Oberfläche gelangte und durch Auskühlung verfestigte. In Verbindung mit Wasser kann Vulkangestein in den oberen Schichten Quarzkristalle in so genannten Adern erzeugen. Abhängig von anderen vorhandenen Mineralien können sich Edelsteine wie Smaragde oder Aquamarine bilden.

Metamorphes Gestein: Diese Gesteinsschichten haben sich nach ihrer Entstehung durch steigenden Druck, Hitze, Wasserdampf oder chemische Reaktionen verändert. So bilden etwa Schichten von Ton und Sand, die unter Druck in die Erdkruste sinken, den Mineralbestandteil Korund, der auch als Saphir oder Rubin bekannt ist.

Sedimentgestein: Dies sind weiche Gesteinsschichten der Erdoberfläche, die durch die Einwirkung von Wind und Wasser auf Oberflächengestein entstanden sind.

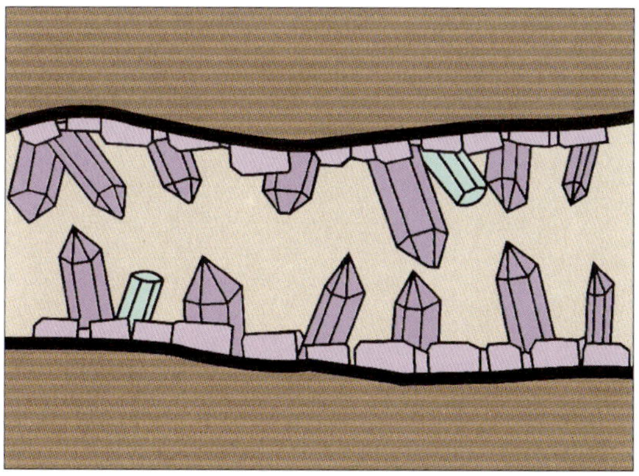

Kristalle bilden sich in Zwischenräumen zwischen Felsschichten. Mit Hilfe von Bergbautechnik können diese Schätze geborgen werden.

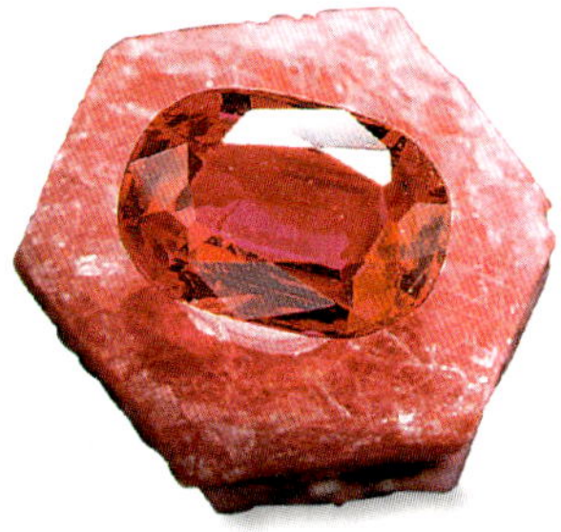

Rubine zählen zu den wertvollsten Steinen der Welt.

Erdkruste genannt. Erdbebengebiete oder vulkanisch aktive Regionen wie um den Ätna herum zeigen, wie dünn diese Kruste ist. Während durch die Hitze des Erdkerns schmelzende Mineralien aufsteigen, sinkt kühleres Gestein nach unten, schmilzt im Kern und wird wieder nach oben befördert.

Treibende Kontinente

Die Erdkruste treibt buchstäblich auf dem Erdmantel. Sie besteht aus verschiedenen kontinentalen und ozeanischen Platten, und wenn diese Platten aneinander stoßen, faltet der Druck Berge auf oder lässt Vulkane ausbrechen. Tief in den Meeren entstehen an Rissen in der ozeanischen Kruste Mineralanhäufungen, die die Platten weiter auseinanderschieben. Diese Bewegung wird durch das zyklische Aufsteigen erhitzter Mineralien und das Absinken kühlerer Schichten bewirkt. Die Erdoberfläche ruht niemals, und es entstehen dauernd neue Mineralienschichten in der Erde. Freilich dauern diese Vorgänge Jahrtausende, ja sogar Jahrmillionen; die Drift der Platten beträgt jährlich Millimeter bis wenige Zentimeter.

Die Entstehung von Kristallen

Die vielen mineralischen Verbindungen sind in unterschiedliche Gruppen eingeteilt. Hier sind einige der wichtigsten Kategorien, zu denen auch Steine zählen, die Sie womöglich kennen.

Kristallformen und Einschlüsse

Ein Kristall ist eine chemische Verbindung mit einer festen geometrischen Form und glatten Flächen, die auf natürlichem Wege aus einer Flüssigkeit entstanden ist. Kristalle folgen durch die Anordnung ihrer Moleküle geometrischen Prinzipien. Quarzkristalle teilen und unterteilen sich in der Regel entlang einer hexagonalen Achse, was bedeutet, dass sie normalerweise sechs Seiten oder Facetten haben. Es gibt Kristalle mit nur einer Spitze, aber auch welche mit zwei Spitzen. Daneben können sich auch Zwillingskristalle bilden, die wie Spiegelbilder aufgebaut sind. Einige Kristalle enthalten auch Flecken, die wie Fehler wirken, es handelt sich dabei aber um Luftblasen oder andere Mineralien, so genannte Einschlüsse. Rauchquarz enthält beispielsweise viele nadelförmige Einschlüsse des Minerals Rutil.

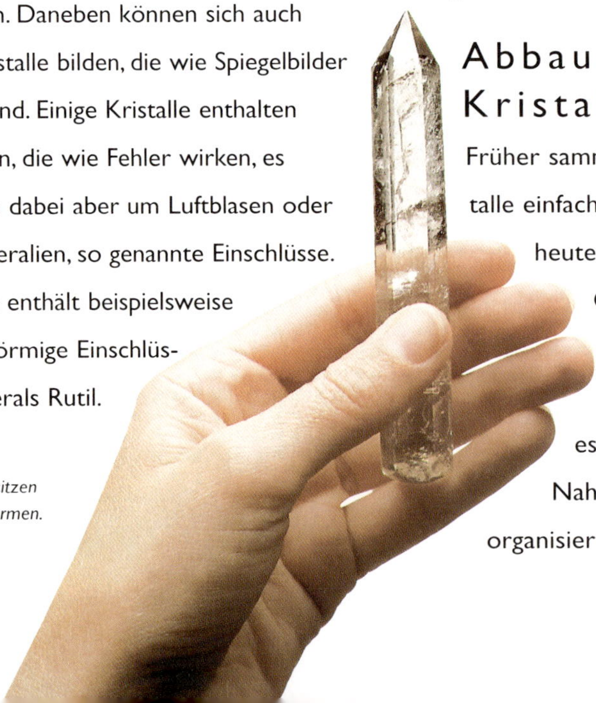

Bergkristalle besitzen faszinierende Formen.

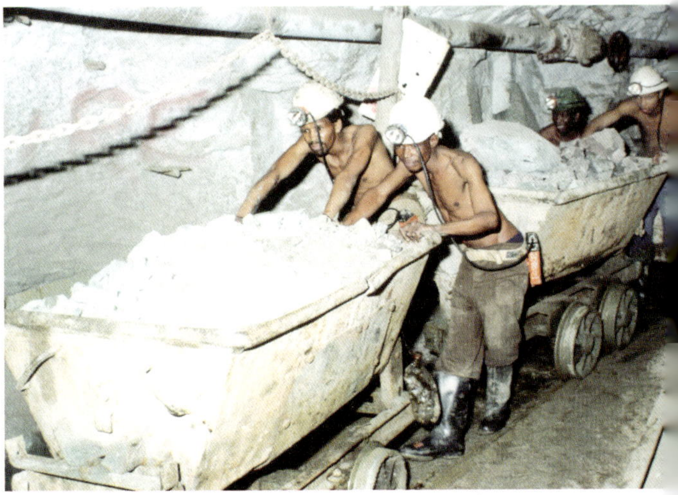

Kristalle werden schon seit Jahrhunderten tief in der Erdkruste abgebaut.

Abbaumethoden für Kristalle

Früher sammelten unsere Vorfahren Kristalle einfach vom Boden auf, und selbst heute kann einem das mit etwas Glück noch gelingen. Seit der Steinzeit werden Metalle und Mineralien ausgegraben, wobei es schon zur Zeit der Römer im Nahen und Mittleren Osten gut organisierte Bergbaubetriebe gab. Heute werden Edelsteine vor allem in Ländern wie Sri Lanka, Brasilien und Südafrika industriell abgebaut. Wenn Sie einen Kristall kaufen, sollten Sie daran denken, dass er den Weg vom Bergmann über den Großhändler, den Einzelhändler und andere genommen hat, bevor Sie ihn in der Hand halten. Darum ist es wichtig, ihn zu reinigen (siehe Seite 20–21).

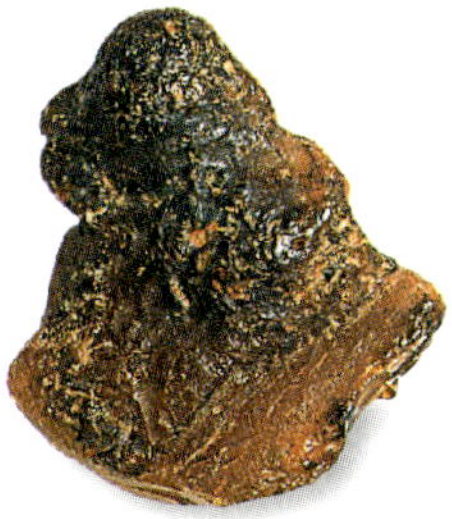

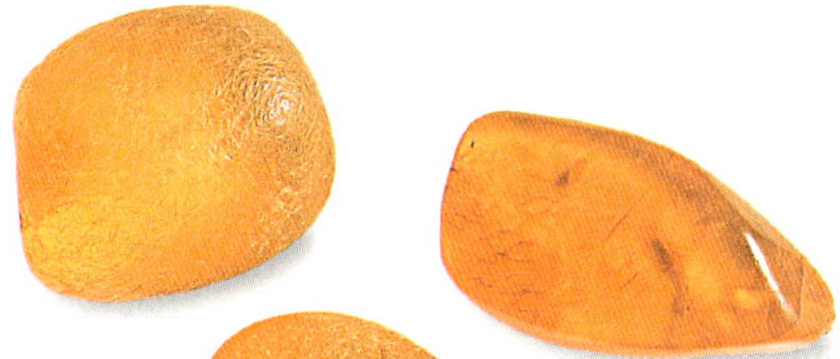

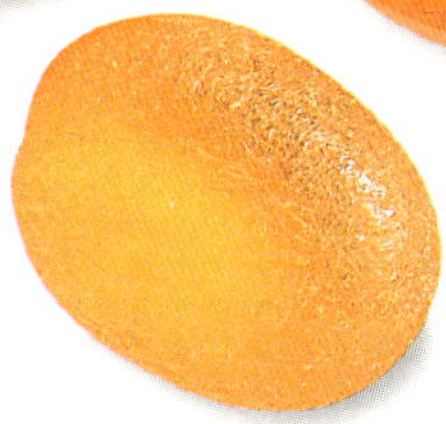

Bernstein ist versteinertes Baumharz, das Millionen von Jahren alt ist.

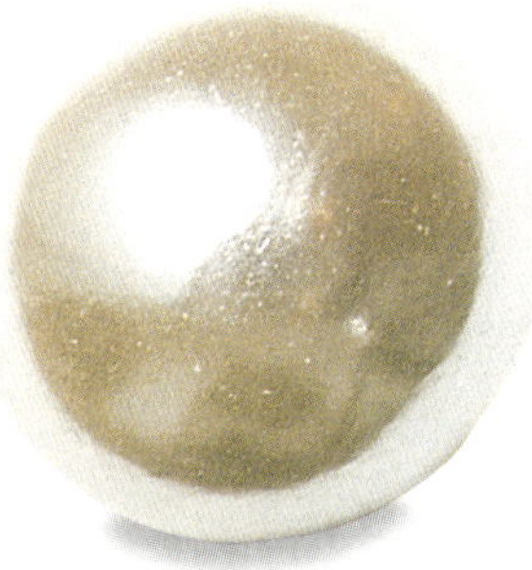

Perlen zählen zu den organischen Mineralien. In diesem Fall stammen sie von einem Tier.

Organische Mineralien

„Organisch" heißt in diesem Zusammenhang, dass etwas einen pflanzlichen oder tierischen Ursprung besitzt. Solche Mineralien sind selten. So ist zum Beispiel Bernstein das versteinerte Harz einer vorzeitlichen Kiefer. Perlen entstehen, wenn ein Sandkorn das empfindliche Fleisch einer Perlenauster reizt.

Hauptgruppen der Metalle und Kristalle

Reine Elemente (ohne Beteiligung anderer Elemente) Gold, Silber, Platin, Kupfer, Kohlenstoff (als Diamant)

Sulfide (Metalle mit Schwefel) Eisen und Schwefel ergibt Pyrit (Narrengold).

Oxide (die Hauptgruppe ist Siliziumdioxid, das Quarz ergibt) Bergkristall, Amethyst, Rosenquarz, Rauchquarz; außerdem mikrokristalline Formen, die wegen ihres wächsernen oder durch scheinenden Aussehens Chalcedon genannt werden, wie Karneol und Tigerauge. Opale ähneln Quarz, entstehen aber aus Siliziumdioxid und Wasser. Aluminiumoxid bildet die Verbindung Korund, dessen rote und blaue Formen die Rubine beziehungsweise Saphire sind.

Silikate Zu dieser Gruppe gehören die Feldspate mit einer stattlichen Anzahl von Kristallen, die sich vielfach in der Erdkruste finden. Mondstein und Labradorit sind Feldspate aus Natrium und Kalzium. Eine andere große Silikatgruppe sind die Granate, die je nach ihrem Fundort reich an Aluminium, Eisen oder Chrom sein können. Weitere Silikate sind Turmalin und Berylle, wie Aquamarin und Smaragd.

Königliche Kristalle

Edelsteine und Kristalle haben eine lange Tradition als Jagdwerkzeuge, Schmuck und Symbole. Sie wurde von Königen und Königinnen auch als Zeichen der Macht verwendet, und sogar Kriege wurden um sie geführt.

Die alten Ägypter bauten schon vor über 3000 Jahren Smaragde, Granate, Lapislazuli und andere Edelsteine ab. Sie besaßen großes Geschick in der Schmuckherstellung, wovon man sich noch heute überzeugen kann, wenn man die Schätze der Pharaonen betrachtet. Auch in Indien, Sri Lanka, Birma (heute Myanmar), Südamerika und Afrika werden schon seit tausenden von Jahren Diamanten und andere Steine ausgegraben. Die alten Maya und Chinesen stellten aus Jade und Smaragd hinreißende Schnitzereien her.

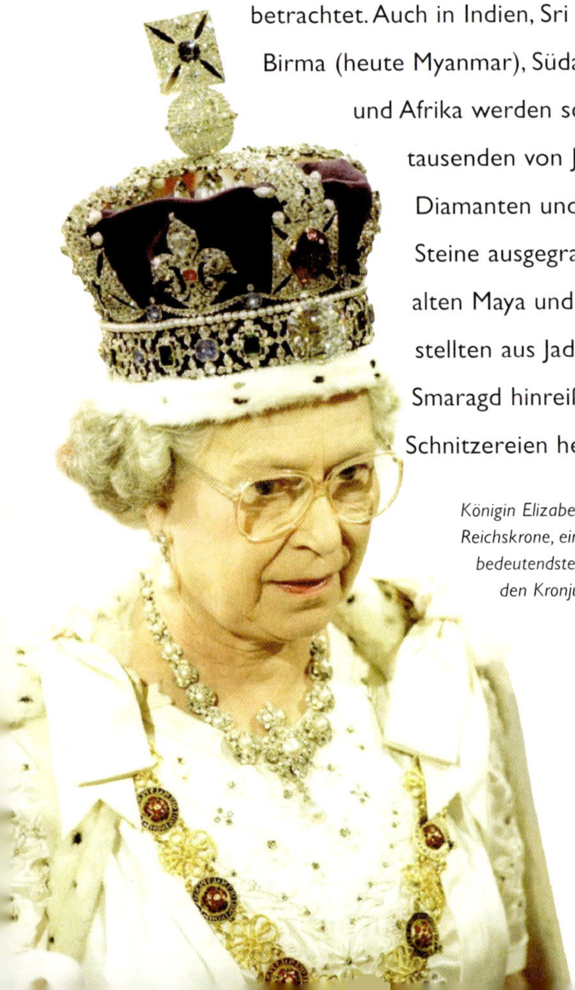

Königin Elizabeth II. mit der Reichskrone, einem der bedeutendsten Insignien unter den Kronjuwelen.

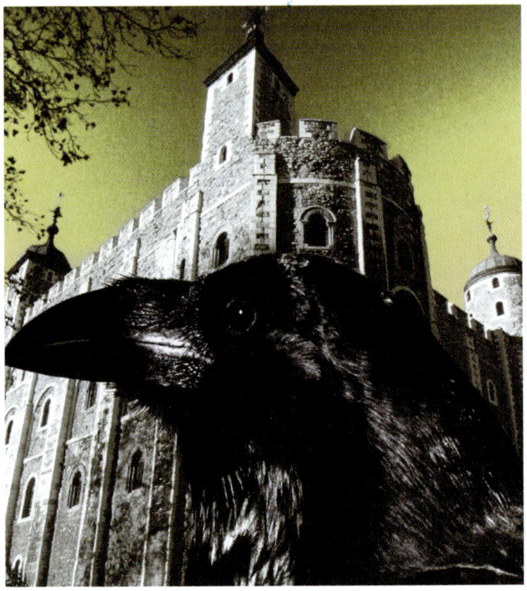

Im Tower of London mit seinen berühmten Raben werden die britischen Kronjuwelen ausgestellt.

Die britischen Kronjuwelen

Im Juwelenhaus des Tower of London werden alle Insignien der britischen Königsfamilie aufbewahrt. Das berühmteste Stück der Sammlung ist die St.-Edwards-Krone, die vom jeweils herrschenden Monarchen getragen wird. Die ersten Kronjuwelen wurden im 11. Jahrhundert von Eduard dem Bekenner zusammengetragen.

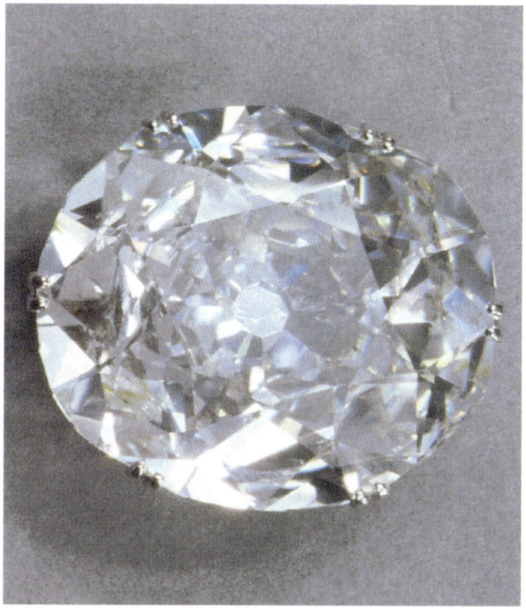

Der Koh-i-Noor, einer der größten Diamanten der Welt, schmückte die Krone und den Sarg der Königinmutter Elisabeth.

1216 verlor König Johann sie im Treibsand. Auch die nächsten Kronjuwelen hatten eine bewegte Geschichte. Während des Bürgerkriegs von 1649 befahl Oliver Cromwell, sie auseinander zu brechen. Allerdings konnten Reste gerettet und später in die neuen Insignien integriert werden, die König Karl II. bei seiner Thronbesteigung 1661 trug. Heute ist ihr Wert unschätzbar. Im frühen 20. Jahrhundert wurde der größte je gefundene Diamant, der „Cullinan", in vier Segmente geschnitten. Ein Segment, der „Stern von Afrika", ziert das königliche Zepter. Er wiegt mehr als 530 Karat und hat 74 Facetten, was ihn zum größten geschliffenen Diamanten der Welt macht.

Die Geschichte des Koh-i-Noor

Der Koh-i-Noor ist einer der größten Diamanten der Welt, ursprünglich hatte er ein Gewicht von 186 Karat. In der Regel haben Diamant-Verlobungsringe ein Gewicht von 0,25 bis 1 Karat. Seit 1304 war er im Besitz des indischen Raja von Malwa, und für Jahrhunderte gehörte er diversen indischen Herrschern, bis er 1739 dem Schah von Persien in die Hände fiel, als dieser Delhi eroberte. Man sagte ihm, der geschlagene Kaiser habe den Diamanten in seinem Turban versteckt. Er lud seinen Gefangenen zum Tausch der Turbane ein. Beim Aufwickeln des Stoffs fand der Schah das Juwel und rief aus: „Koh-i-Noor!" – „Berg des Lichts"–, und so erhielt der Diamant seinen Namen. Als Lahore, die Hauptstadt des Punjab, 1849 vom britisch beherrschten Indien annektiert wurde, kam der Diamant in den Besitz der East India Company, die ihn 1850 Königin Viktoria schenkte. Er wurde in der Ausstellung im Kristallpalast gezeigt, enttäuschte aber die Besucher, weil er nicht genügend funkelte. Königin Viktoria ließ ihn neu schleifen, wodurch sein Gewicht auf 108,93 Karat reduziert wurde. 1911 wurde der Stein erstmals in eine Königskrone eingearbeitet. 1937 schließlich fand er seinen Platz in der Krone der Königinmutter, Königin Elisabeth.

Kristalle heute

Im frühen 20. Jahrhundert begannen die Hollywood-Stars, die regelmäßig auf der Leinwand und in Magazinen zu sehen waren, sich mit prächtigen Juwelen zu schmücken. Schon bald wurden diese Idole genau so sehr bewundert wie Monarchen.

Berühmte Frauen und ihre Juwelen

Die Leinwandgöttin Marlene Dietrich liebte Smaragde, besonders im glatten Cabochon-Schliff. Sie verlor einmal einen Smaragdring mit 37 Karat in einer Teigmischung und fand ihn schließlich in einem Stück Kuchen wieder. Elizabeth Taylor, einer der größten Hollywood-Stars, besaß eine erstaunliche Schmuckkollektion. Der Taylor-Burton-Diamant, den Richard Burton ihr schenkte, wiegt fast 70 Karat. Sie besaß auch eine beeindruckende Sammlung von Smaragdschmuck, der einst einer russischen Großherzogin gehörte. Auch Jacqueline Kennedy Onassis sammelte schöne Schmuckstücke, die ihr ihr zweiter Mann, Aristoteles Onassis, schenkte. Sein Verlobungsring für sie wurde für 2,6 Millionen Dollar 1996 bei Sotheby's versteigert. Als Prinzessin Dianas funkelnder Verlobungsring mit Saphiren und Diamanten der Öffentlichkeit vorgestellt wurde, löste er eine Flut von Kopien aus.

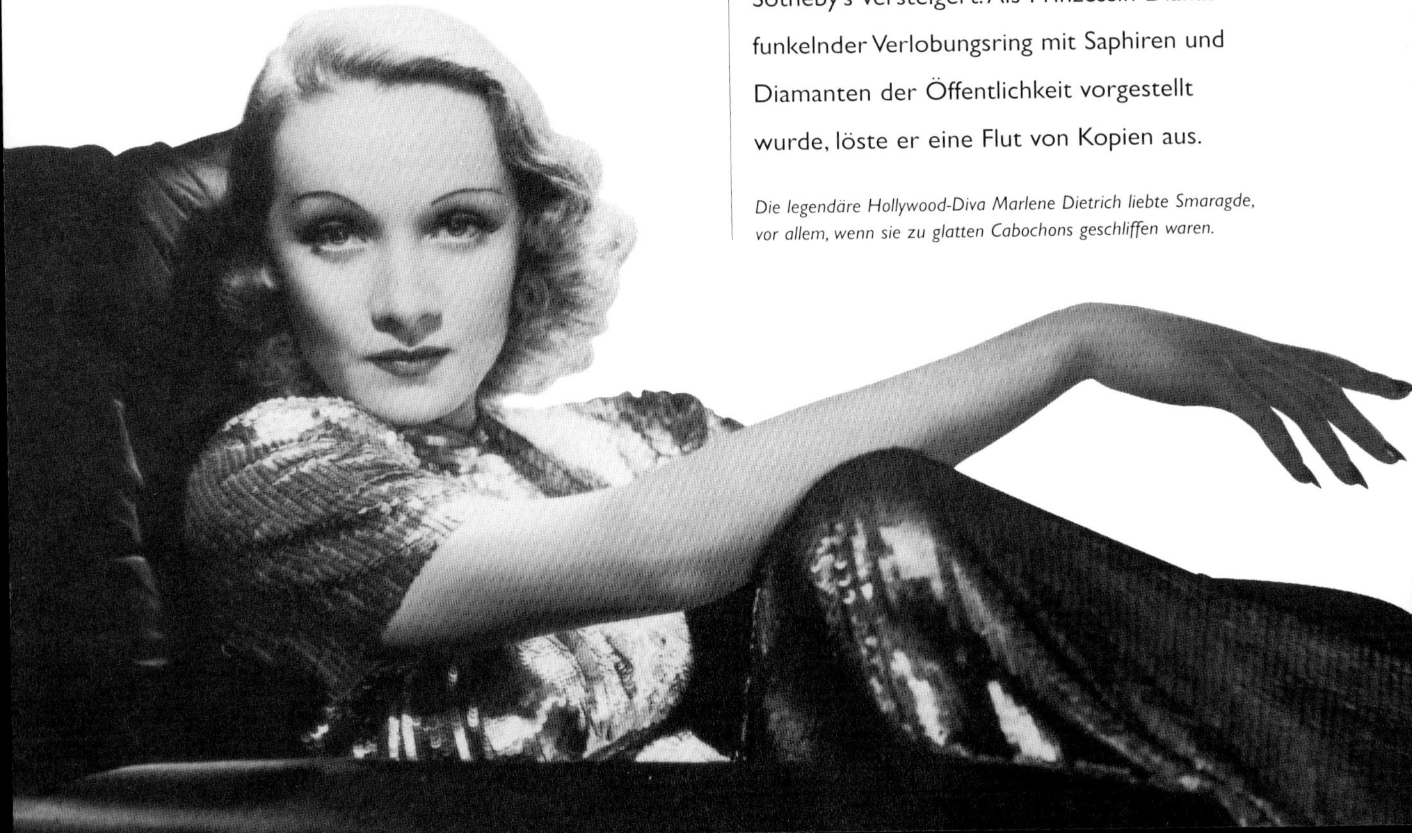

Die legendäre Hollywood-Diva Marlene Dietrich liebte Smaragde, vor allem, wenn sie zu glatten Cabochons geschliffen waren.

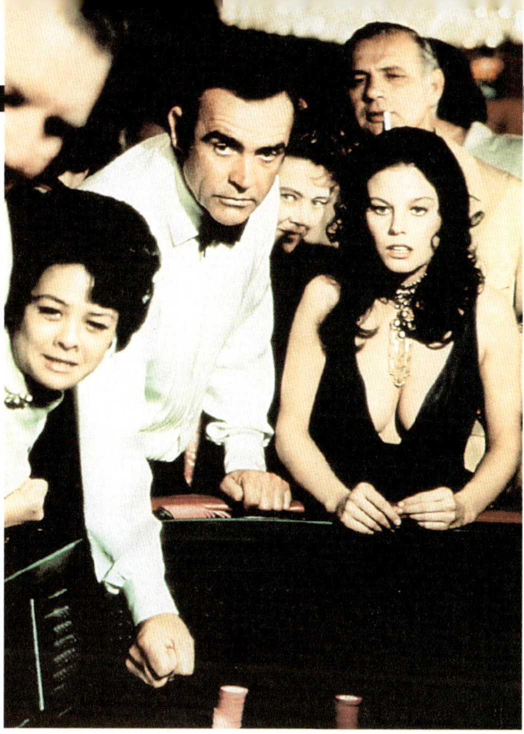

Im Film „Diamantenfieber" lernt James Bond die Macht der Diamanten kennen – und wie weit Menschen gehen, um sie zu besitzen.

Kristalle im Film

Filmproduzenten wissen, dass sich nichts so gut verkauft wie eine fesselnde Abenteuergeschichte. Die Geschichte der gefahrvollen Suche nach einem wertvollen Smaragd erzählt der Film „Die Jagd nach dem grünen Diamanten", und im James-Bond-Streifen „Diamantenfieber" geht es um Diamanten als Herrschaftsinstrument.

In den 1970ern und frühen 1980ern kamen die Supermann-Filme mit der neuen Idee, dass Kristalle Energie speichern und sogar Raumschiffe antreiben können. Zudem dienten Diamanten als Informationsspeicher – was sich mit der Entwicklung der Silizium-Chips bewahrheitet hat. Diese interessante Veränderung in der Darstellung ging mit einem allgemeinen Interesse an Kristallen als Heilmittel einher.

New Age – Neues Bewusstsein für Kristalle

Seit den 1960er-Jahren werden Kristalle zunehmend als Heilmittel angesehen. Oft wird dieser Bewusstseinswandel auf das New Age zurückgeführt, die Hochkonjunktur der Esoterik, insbesondere vor dem Hintergrund des Jahrtausendwechsels. Tatsächlich setzten aber schon die alten Ägypter Kristalle zur Heilung ein. Dank der Fortschritte in der Geologie und der Quantenphysik werden Struktur und Energie der Kristalle heute zunehmend besser verstanden. Menschen bestehen aus denselben Stoffen wie Kristalle, auch wenn wir organische Wesen und die Kristalle anorganische Dinge sind. Vielleicht kann man die Reaktion auf Kristallenergien teilweise so erklären, dass wir unterbewusst die Elemente erkennen, die in uns allen existieren.

Ein auf den Körper gelegter Rosenquarz kann Entspannung, Wohlbefinden und Glücksgefühle fördern.

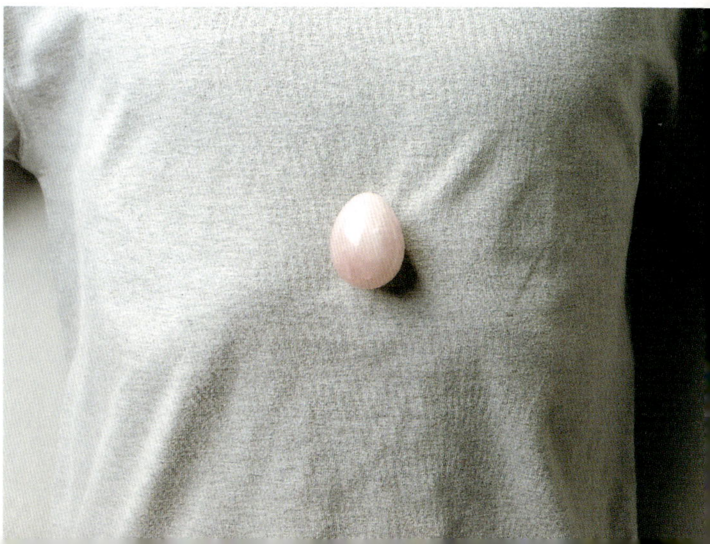

Kristalle, Farben und Chakras

Eine der schönsten Eigenschaften der Kristalle sind ihre Farben. Oftmals fallen sie uns erst auf, wenn unser Auge vom leuchtenden Grün der Smaragde oder dem tiefen Violett der Amethyste angezogen wird. Die verschiedenen Farben können uns körperlich und emotional beeinflussen.

Das Farbspektrum kann als Modell für unser Verständnis der verschiedenen Energien dienen, die in unserem Körper wirken.

Farbheilung

Wenn Sie ein geschliffenes Glasprisma vor ein sonniges Fenster hängen, werden auf Ihre Wände regenbogenfarbene Flecken in den sieben reinen Farben des Spektrums geworfen: Rot, Orange, Gelb, Grün, Blau, Indigo und Violett. Das so in seine Farben aufgefächerte weiße Licht ist nur der Teil des Spektrums, den wir Menschen sehen können, während Insekten und einige andere Tiere auch die infraroten und ultravioletten Strahlen wahrnehmen können.

Zu Zeiten der alten Ägypter stellten die Heilkundigen die Mittel für ihre Patienten nach der Farbe der Beschwerden zusammen. So nahmen sie zum

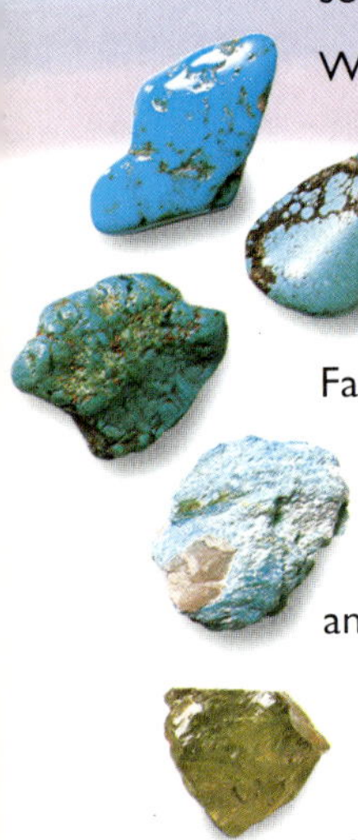

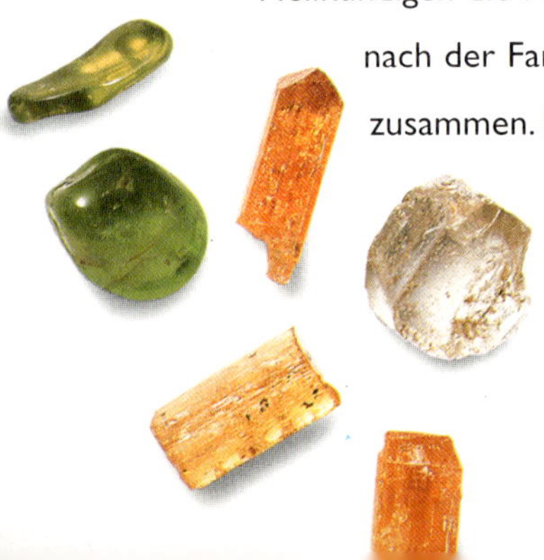

Die in Kristallen zu findenden Regenbogenfarben zeigen alle Spektralfarben. Diverse Heilmethoden basieren auf den einzelnen Farbtönen.

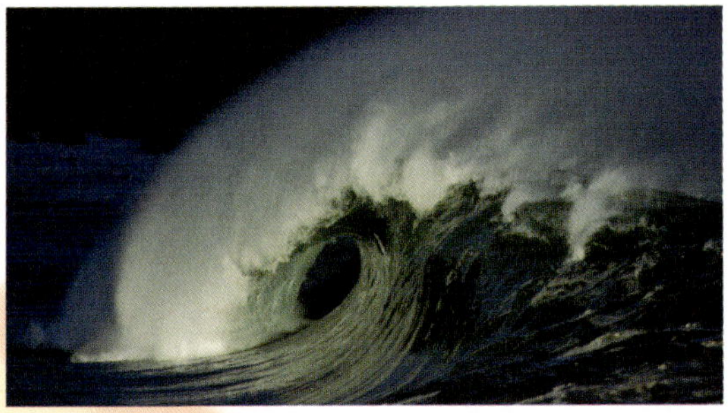

Wenn wir in der Natur oder anderswo Blau- oder Grüntöne sehen, wirken diese Farben entspannend und beruhigend auf uns.

Beispiel Rot für das Blut, Violett für Prellungen und Gelb für Gelbsucht. Das Tragen von Kleidung oder Schmuck in der jeweilgen Farbe galt als Prävention gegen diese Beschwerden: Wenn man unter schlechter Durchblutung litt, sollte man Rot tragen (weil kalte Füße in roten Socken schneller warm werden als in anderen).

Im 20. Jahrhundert experimentierten Wissenschaftler mit Lichtwellen und stellten fest, dass rote und orange Strahlen „wärmer“ und blaue und violette Strahlen „kühler“ sind, wobei die Farbe Grün in der Mitte lag. Heute werden Lichtwellen in Form von Laserstrahlen in der Chirurgie und zur Wundheilung genutzt.

Das Chakra-System

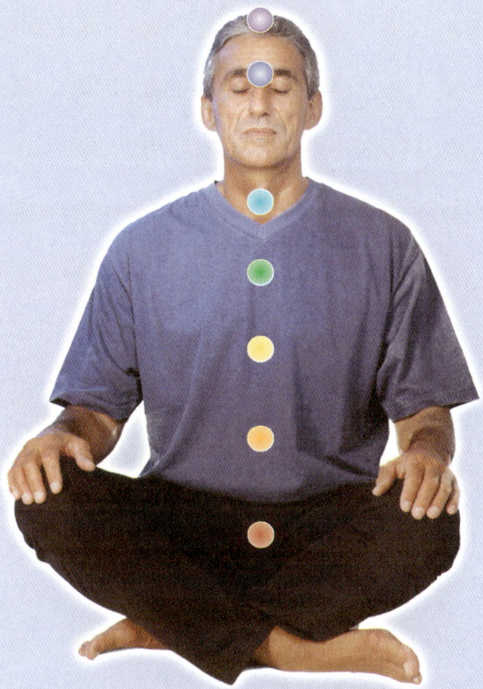

Vor mehreren tausend Jahren teilten indische Gelehrte die Energiefrequenzen des Körpers in sieben Ebenen ein, die jeweils einem Bereich des Körpers zugeordnet sind und sich in einem „Chakra" oder „Rad" konzentrieren. Das weiße Licht universeller Energie sollte durch den Scheitel eintreten und dann in seiner Frequenz durch die einzelnen Farbstufen von Violett an der Spitze bis Rot am Ende der Wirbelsäule moduliert werden. Dieses uralte Modell findet auch heute noch in der Heilpraxis und im Yoga Anwendung.

Die Meditation über die Farben des Regenbogens kann tiefe Entspannung und Ruhe bringen.

Chakra	Farbe	Drüse	Körperzone
Scheitel	Violett	Zirbeldrüse	Scheitel
Hypophyse	Indigo	Hirnanhangdrüse	Mitte der Stirn
Hals	Blau	Schilddrüse	Halsgrube
Herz	Grün	Thymusdrüse	Mitte der Brust
Solarplexus	Gelb	Milz	unterhalb des Zwerchfells
Sexual	Orange	Eierstöcke/Hoden	Unterleib
Wurzel	Rot	Nebenniere	Steißbein

Innerhalb jeder Farbe sind Schattierungen möglich. Grün kann von Gelb-Grün über Smaragdgrün bis zu Dunkelgrün variieren, aber die genannten Farbnuancen stehen dann mit dem Herzchakra in Verbindung.

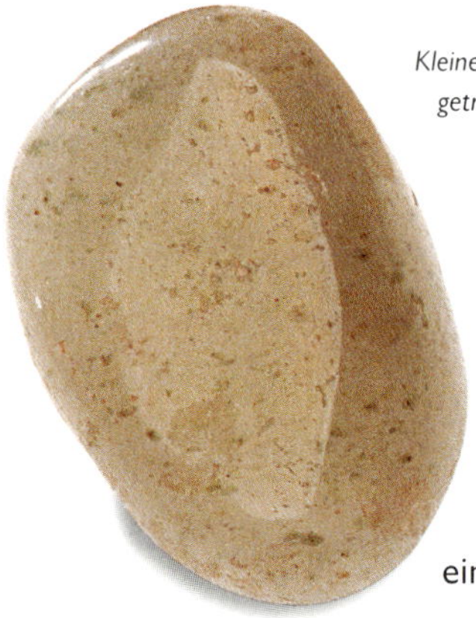

Kleine Kristalle können leicht am Körper getragen werden.

Die universelle Energie strömt über den Atem durch unseren Körper. Während Sie einatmen – Sie atmen nicht nur Luft, sondern Lebenskraft – werden die Energien auf der richtigen Schwingung gehalten. Bei einer Disharmonie kann aber weitere Hilfe notwendig werden. Farben und Kristalle können zum Ausgleich verringerter Chakra-Energien genutzt werden.

Farbheiltabelle

Die Farbheiltabelle stellt Verbindungen zwischen Farben, Körperenergien, Farbwirkungen, Chakra-Zentren und Kristallen her. Die sieben Grundfarben des Spektrums wurden um ihre Schattierungen und Strahlen wie Silber erweitert. Diese Tabelle ist genau auf das Verzeichnis der Kristalle auf den Seiten 22–53 abgestimmt, wo die einzelnen Steine ausführlich vorgestellt werden. Sie werden damit in der Lage sein, die Ihrer Befindlichkeit entsprechenden Farben und die Kristalle auszuwählen. Einige einfache Heilmethoden mit Kristallen finden Sie auf den Seiten 54–55.

Einige der Zusammenhänge mögen überraschen. So wird Schwarz oftmals unverdientermaßen mit negativen Energien in Verbindung gebracht. Dagegen gilt Schwarz in vielen Heiltraditionen wie zum Beispiel bei den Indianern Nordamerikas einfach als Ergänzung zu Weiß. So ist der Nachthimmel der dunkle Hintergrund für das Licht der Sterne, die wie Diamanten auf schwarzem Samt funkeln. Die Dunkelheit wird als Quelle des Mysteriums verehrt, als Ort, an dem alle neuen Dinge geboren werden. Jeder Schöpfungsmythos sieht den Ursprung der Erde in einer dunklen Zeit, aus der dann das Licht kam.

Hier folgen einige Beispiele zum Umgang mit der Tabelle. Wenn Sie sich kalt und kraftlos fühlen, sehen Sie, dass Rot eine wärmende Farbe ist und somit Granate empfohlen werden. Sie können entweder rote Kleidung oder einen Kristall tragen und über ihn meditieren (siehe Seite 58–59). Wenn Sie sich vor Veränderungen fürchten, benutzen Sie einen Labradorit. Sie werden schnell Ihre Lieblingsfarben und -steine entdecken. Wenn Sie feststellen, dass Sie einen bestimmten Stein oder eine Farbe oft nutzen, benötigt ihr entsprechendes Chakra eindeutig neue Energie.

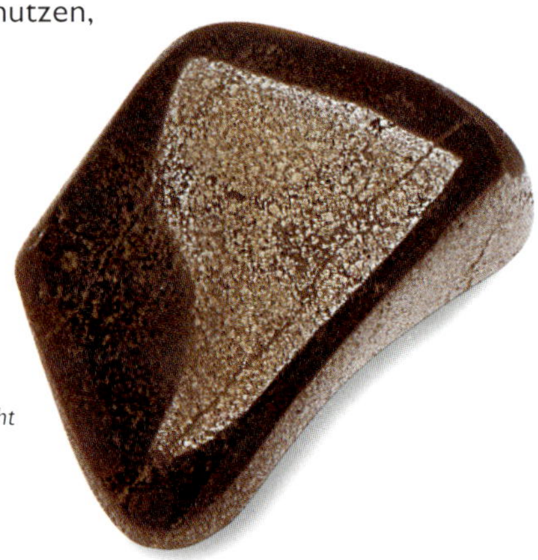

Handschmeichler sind kleine polierte Kristalle, die man leicht bei sich tragen kann.

Die Farbheiltabelle

Farbe	Energie	Wirkung	Chakra	Stein	
Rot	Handeln	wärmend	Wurzel	Granat	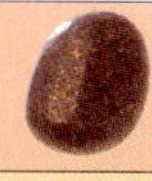
Orange	Beziehung	erweiternd	Sexual	Bernstein	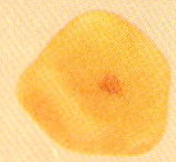
Gelb	mentale Wachheit	klärend	Solarplexus	Topas	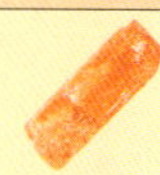
Hellgrün	Spontaneität	erfrischend	Herz	grüner Granat	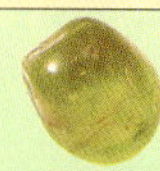
Sattgrün	Liebe	harmonisierend	Herz	Smaragd	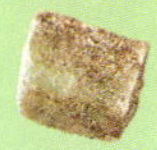
Türkis*	Schutz	stärkend	Herz/ Thymusdrüse	Türkis	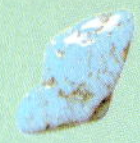
Blassblau	Kommunikation	lindernd	Hals	Zölestin	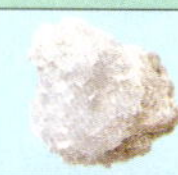
Dunkelblau	Intuition	verbindend	Hypophyse	Lapislazuli	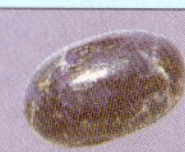
Violett	Einsicht	inspirierend	Scheitel	Amethyst	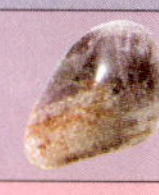
Rosa	bedingungslose Liebe	erlösend	Herz	Rosenquarz	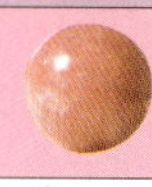
Weiß	universelle Energie	heilend	alle Chakras	Bergkristall	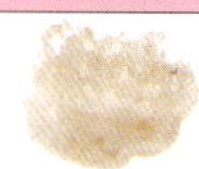
Schwarz	universelles Mysterium	erleuchtend	Wurzel	Obsidian	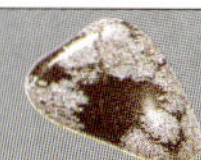
Braun	Verwurzeltsein	erdend	Wurzel	Rauchquarz	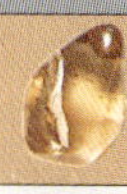
Irisierend	Veränderung	fließend	Hypophyse	Labradorit	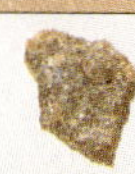
Gold	Selbstwert	revitalisierend	Scheitel	Gold	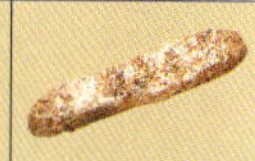
Silber	inneres Wissen	beruhigend	Hypophyse	Silber	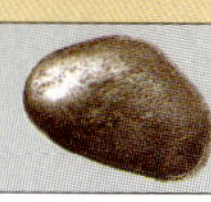

*Türkis (blaugrün) wird häufig mit einem kleinen Nebenchakra nahe der das Immunsystem stärkenden Thymusdrüse im oberen Brustbereich in Verbindung gebracht.

Auswahl und Pflege von Kristallen

Die Auswahl der Kristalle und ihre Pflege sind ein wichtiges Thema beim Aufbau einer Sammlung. Dies kann ein sehr interessantes Hobby werden, das sich auf Sie und Ihren Lebensraum positiv auswirken kann.

Auswahl der Kristalle

Steine sprechen Sie durch ihre Farbe, ihre Form oder ihre Größe an oder sogar aus viel subtileren Gründen. Denken Sie daran, dass Sie und die Kristalle gemeinsame mineralische Elemente teilen. Die Kristalle haben dank der Anordnung ihrer Moleküle ihre eigene „Frequenz“ – und das Gleiche gilt für Sie. Wenn ein bestimmter Kristall Sie spontan anspricht oder Sie ein Kribbeln verspüren, wenn Sie ihn in die Hand nehmen, dann ist er der richtige Stein für Sie. Experimente haben gezeigt, dass sich die elektromagnetischen Energien eines Menschen verändern, wenn er sich Kristallen nähert; Sie reagieren also auf den Stein. Sie sollten diesem Gefühl vertrauen und darauf hören. Denken Sie daran, dass es einen Unterschied zwischen den natürlich gewachsenen Kristallspitzen zum Beispiel von Quarzen und künstlich geschnittenen und geschliffenen Steinen gibt. Das eine ist ein natürlicher Zustand und das andere das Werk menschlicher Hände. Beide sind gleichermaßen schön, besitzen aber unterschiedliche Energien.

Kristalle sollten ab und an von Schmutz und eventuell vorhandenen negativen Energien unter fließendem Wasser gereinigt werden.

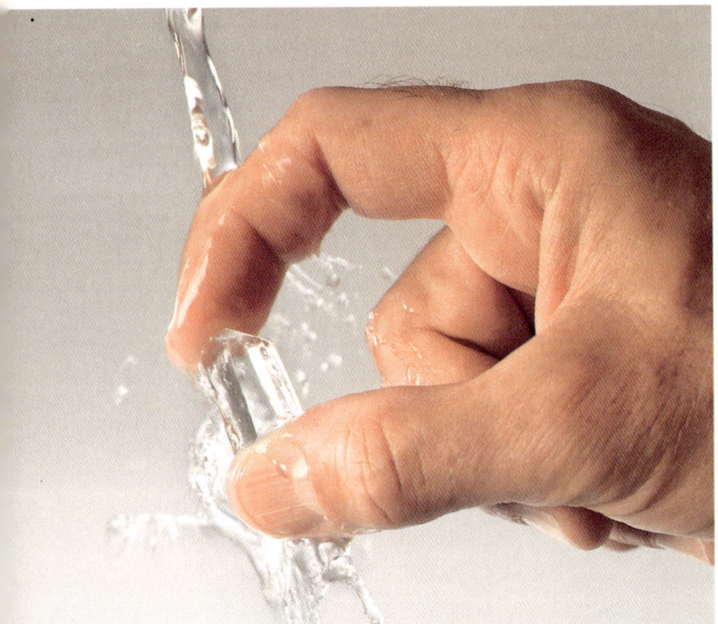

Kristalle reinigen

Nach dem Kauf Ihrer Kristalle sollten Sie sie reinigen. Sie wurden schließlich abgebaut, aus dem Stein gelöst, vielleicht geschliffen oder geschnitten, an einen Großhändler verkauft,

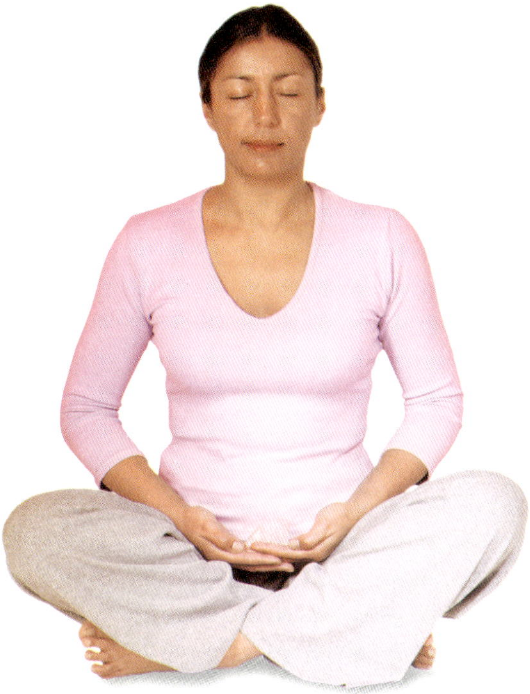

Indem Sie ruhig sitzen und Ihren Kristall in den Händen halten, können Sie ihn mit positiver Energie „aufladen".

transportiert, in den Handel gebracht und von vielen Menschen vor Ihnen angefasst. Die Reinigung besteht nicht nur in der Entfernung von Schmutz, Fett und Staub, sondern auch in der Entfernung früherer Energien aus dem Stein. Halten Sie Ihren Kristall einfach mehrere Minuten lang unter fließendes kaltes Wasser und stellen Sie sich vor, wie sich alle fremden Energiespuren auflösen. Kristalle sollten regelmäßig gereinigt werden, besonders wenn sie zur Heilung dienen.

Kristalle programmieren

Das Programmieren eines Kristalls bedeutet, ihn mit neuen Energien aufzuladen, so dass er zu Ihrem ganz persönlichen Stein wird. So könnten Sie ihn zum Beispiel mit dem rosa Strahl bedingungsloser Liebe aufladen. Dann können Sie den Stein bitten, diese Liebe in Ihren Raum zu reflektieren, und ihn dort platzieren, wo Sie es für notwendig erachten.

Verzeichnis der Kristalle

Auf den nächsten 32 Seiten finden Sie das Verzeichnis der Kristalle, in dem die Steine entsprechend der Tabelle auf Seite 19 nach ihren Farben aufgeführt sind. Der Farbstrahl wird näher erläutert und zu jedem Stein werden Informationen zu Geologie, Herkunft, Geschichte und Heilanwendung gegeben. Sie können das Verzeichnis von vorne nach hinten durchlesen oder auch einfach nur darin blättern und sich mit der Farbe beschäftigen, die Sie auf Anhieb besonders anspricht. Vielleicht benötigen Sie ja gerade diese Energie!

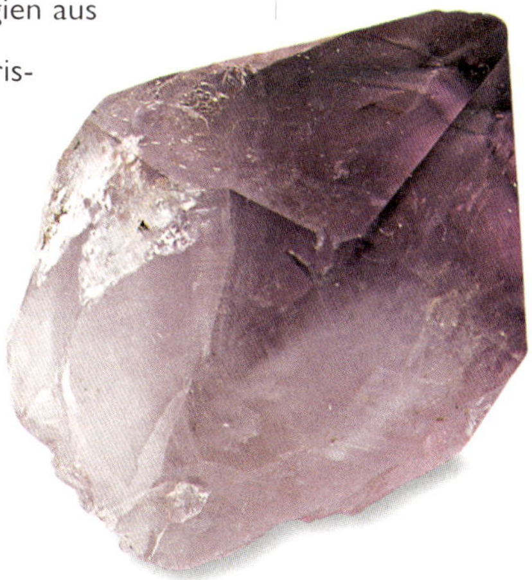

Ein Amethyst reflektiert die Farbe Violett und inspiriert Herz und Verstand. Er ist ein sehr beliebter Heilkristall.

Rot

Rot ist die leuchtende stimulierende Farbe des Handelns. Rote Kleidung ist sehr energetisierend und rote Steine fördern Dynamik und Selbstbewusstsein.

Rubin

Geologie: Rubin ist eine Varietät des Korund, des zweithärtesten Minerals, das durch das Element Chrom rot gefärbt ist. Die edelsten Rubine können seltener und wertvoller als Diamanten sein. Edle Rubine glänzen wie rot glühende Kohlen. Es gibt auch rosafarbene und dunkelrote Exemplare. Einige sehr seltene Steine zeigen in hellem Licht dank ihrer Rutil-Einlagerungen einen sechszackigen Sterneffekt und werden deshalb Sternrubine genannt.

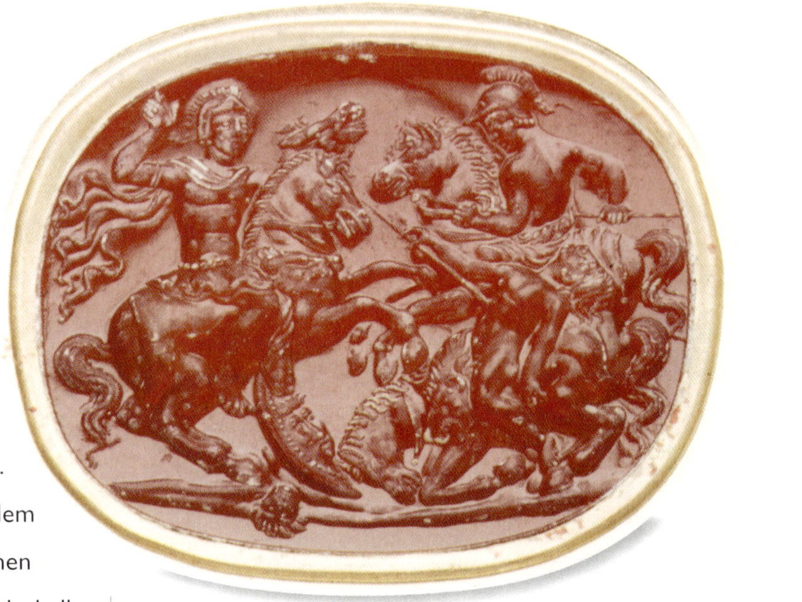

Exquisit geschnitzte Rubine dienten über Jahrhunderte als Siegelringe zum Versiegeln von Dokumenten.

Herkunft: In Myanmar gibt es noch einige Rubinminen aus der Stein- und der Bronzezeit, und auch heute noch ist das Land der Hauptlieferant von Rubinen. Thailand fördert Rubine von dunklerer Färbung und ist das wichtigste Handelszentrum der Welt für diese Steine.

Geschichte: „Rubin" kommt vom lateinischen *ruber*, was „rot" bedeutet. Ähnliche Worte finden sich im Persischen und im Sanskrit für die Farbe Rot. Rubine werden schon seit Jahrtausenden verehrt. Im Alten Testament legt Gott den „Herrn der Steine" um Aarons Hals. Die Bibel sagt auch, dass Weisheit „wertvoller als Rubine" sei.

Heilanwendungen: Rubin entzündet ein Feuer des Muts in Ihnen und beflügelt Sie, sich neuen Möglichkeiten zu öffnen. Er erhöht Ihre körperliche Vitalität und Energie, stärkt den Kreislauf und gibt Ihnen Kraft. Als Stein symbolisiert er Macht, Führerschaft und Integrität.

Granat

Geologie: Granate entstehen in vulkanischem und metamorphem Gestein unter hohem Druck und treten als sehr symmetrische Kristalle mit zwölf diamantenförmigen Facetten auf. Sie sind vor allem in ihrer tiefroten Form bekannt. Pyrop-Granate haben eine dunkelrubinrote Färbung und die ebenfalls beliebten Rhodolit-Granate besitzen einen rosafarbenen bis violettroten Schimmer.

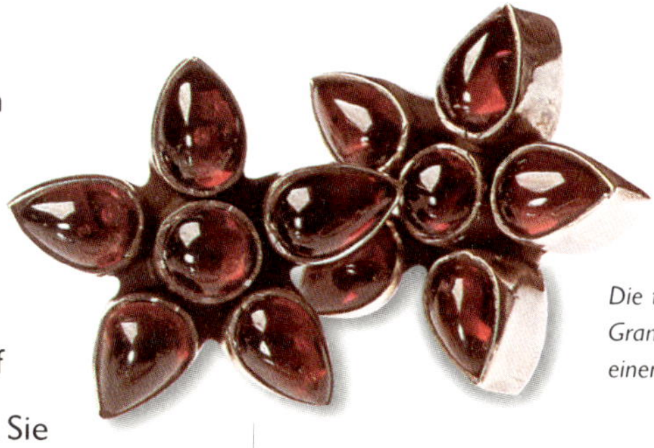

Die tief roten Schattierungen der Granate machen die Steine zu einem sehr schönen Schmuck.

Herkunft: Pyrop-Granate werden in Südafrika und den USA abgebaut, wo man sie auch „Ameisenhügel-Granate" nennt, weil winzige Exemplare von Ameisen beim Hügelbau ausgegraben werden. Die Rhodolit-Granate stammen aus Afrika, Indien und Sri Lanka.

Die glänzenden Kerne des Granatapfels erinnern an Granatkristalle.

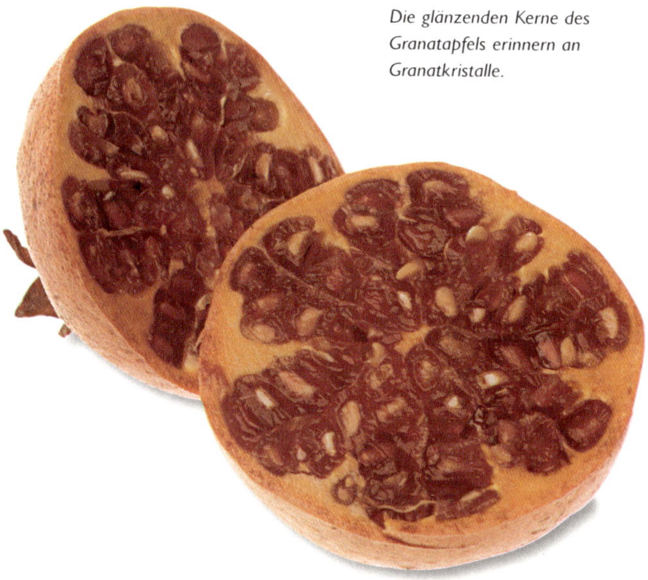

Geschichte: Der Name „Granat" geht auf den Granatapfel zurück, einer Frucht mit dunklen Kernen in leuchtend rotem Fruchtfleisch, die wie Granatkränze aussehen. Der Legende nach wurde Noahs Arche nachts von einer Granatlaterne erleuchtet.

Heilanwendungen: Granat vermittelt dem Körper eine ruhige, erdende Kraft. Er fördert ein zentriertes Gefühl mit Reserven an innerer Kraft und Zutrauen. Er dient zur Regeneration des Körpers und zur Stärkung des Kreislaufs und der Potenz.

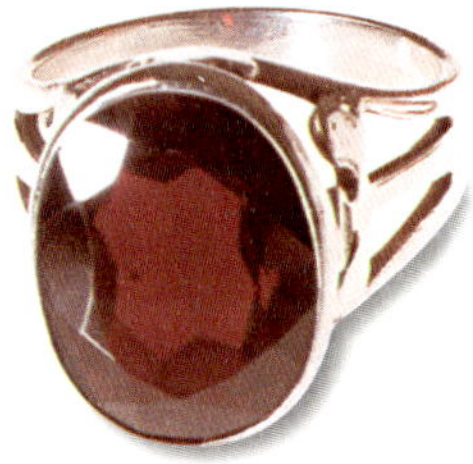

Granate können recht groß sein und wirken in einer schlichten Silber- oder Goldfassung besonders attraktiv.

Warnung

Menschen mit hohem Blutdruck oder Herzbeschwerden sollten auf das Tragen roter Steine verzichten.

Orange

Warme, sonnige Orangetöne sind sehr positive Farben. Orange vertreibt Angst, verbreitet Optimismus und verbessert Ihre Beziehungen zu anderen Menschen.

Bernstein

Geologie: Bernstein ist das versteinerte Harz der Urzeitkiefer *Pinus succinifera* und ist im Lauf von etwa 25–50 Millionen Jahren ausgehärtet. In tausenden von Bernsteinbrocken hat man vollständig erhaltene Insekten, Pflanzenpollen und prähistorische Pflanzen gefunden. Bernstein ist organisch, weil er pflanzlichen Ursprungs ist. Er ist in der Regel gelb, goldgelb oder orangefarben, es gibt aber auch rote, braune und grüne Färbungen.

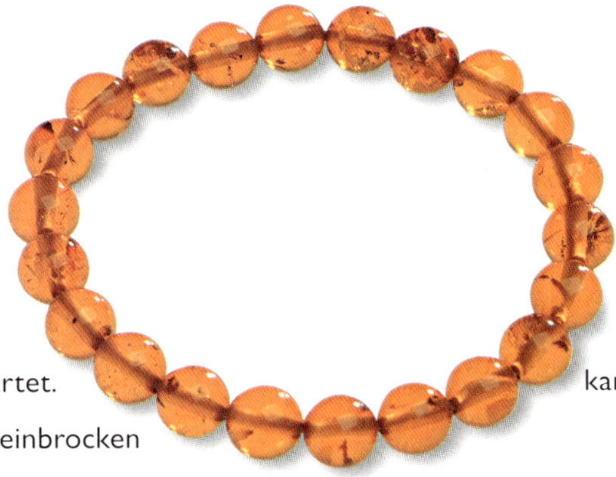

Bernstein wird schon seit Jahrtausenden als Schmuck getragen.

Herkunft: Schöner Bernstein kommt vor allem aus dem Ostseeraum und der Dominikanischen Republik.

Geschichte: Archäologische Funde zeigen, dass die Menschen den Bernstein schon seit der Steinzeit benutzen und verehren. Im alten Griechenland hielt man den Bernstein für die Essenz der untergehenden Sonne. In seiner „Odyssee" beschreibt Homer ihn als königliches Geschenk. Auch den Römern galten Bernstein-Artefakte als äußerst wertvoll.

Heilanwendungen: Bernstein hebt die Stimmung. Es fördert körperliche Vitalität und steigert Energien. Es schützt Sie vor negativen Einflüssen von anderen Menschen und aus Ihrer Umgebung. Es dient zur Klärung und zum Ausgleich von Herz, Bauch und unterem Rücken.

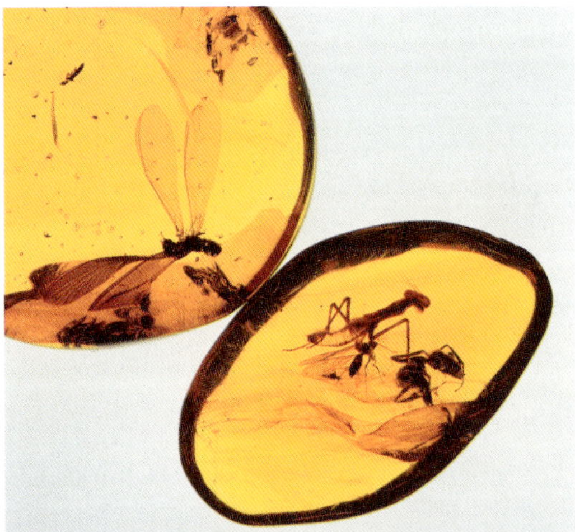

Einige Bernsteine enthalten vollständig erhaltene Insekten; als Schmuck sind sie besonders reizvoll.

Karneol

Geologie: Karneol ist eine Chalcedon-Varietät, eine Art Quarz aus winzigen, feinkörnigen Mikrokristallen. Es gibt ihn in Aprikosen-, tiefen Orange- und sogar Rotbrauntönungen, hochwertige Steine besitzen einen transparenten Schimmer. Er lässt sich leicht schnitzen und diente früher häufig zur Herstellung von Siegeln und Siegelringen.

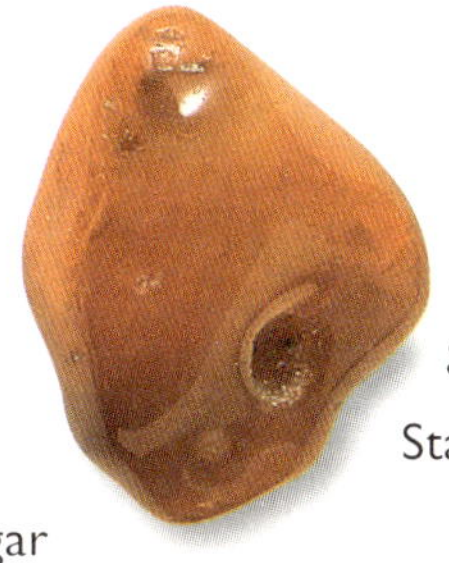

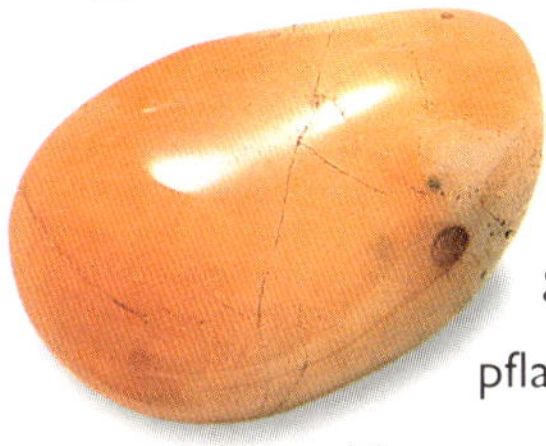

Karneole besitzen eine warme, tiefe Färbung und einen hübschen sanften Glanz.

Heilanwendungen: Der Karneol hilft gegen Depressionen und verleiht innere Stabilität. Er kann auch vor schwierigen geistigen Aufgaben für Ausgeglichenheit sorgen. Der Karneol wärmt, regt den Appetit an, wirkt ausgleichend auf die weiblichen Fortpflanzungsorgane und kann gegen Menstruationsschmerzen helfen. Er fördert das Einswerden mit sich selbst. Seine Energie ist warm, freudig und öffnend, besonders wenn man ihn auf den Unterleib legt.

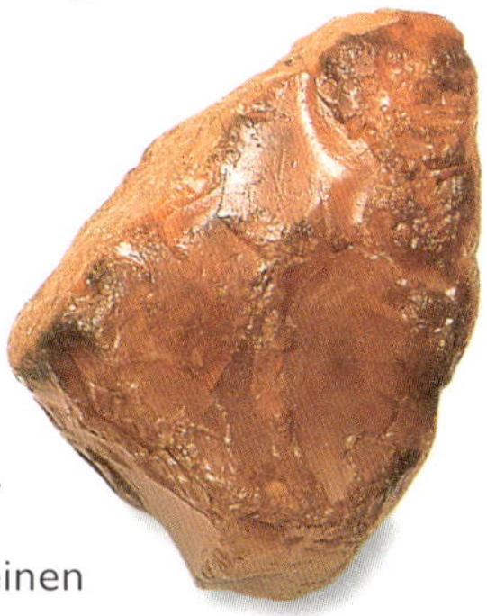

Herkunft: Karneole kommen aus Brasilien, Uruguay und Indien. Der indische Karneol nimmt unter Sonneneinstrahlung einen stärkeren Rotton an. Er wird häufig für kleine Handschmeichler verwendet.

Geschichte: Karneole und andere Edelsteine dienten bereits 3000 Jahre v. Chr. in Mesopotamien und Ägypten als Schutzamulette. Zudem soll der Karneol zu den zwölf heiligen Steinen im Brustpanzer des Aaron gezählt haben. Im Mittelalter trank man zermahlenen Karneol in Wasser als Medizin gegen die Pest. Man brachte damals Edelsteine auch mit verschiedenen emotionalen Zuständen in Verbindung, Karneol galt als Heilmittel gegen Wut.

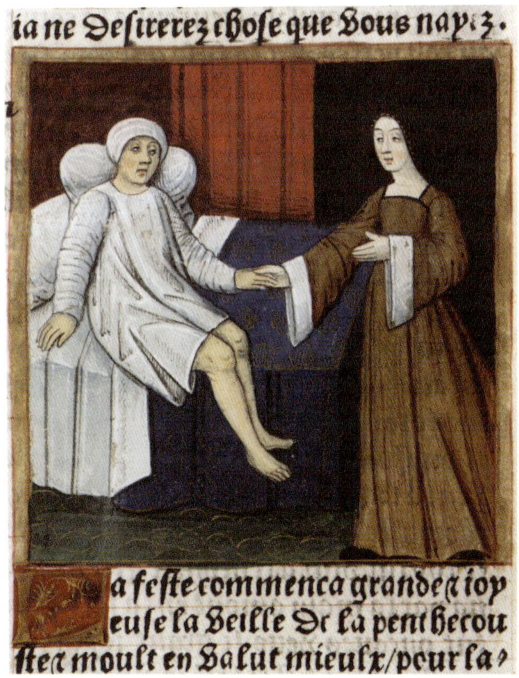

Der Karneol war im Mittelalter ein beliebtes Heilmittel, das auch gegen die Pest eingesetzt wurde.

Gelb

Gelb ist eine helle Farbe, deren Leuchten den Geist anregt. Gelbe Edelsteine funkeln auf der Haut wie Sonnenlicht.

Zitrin

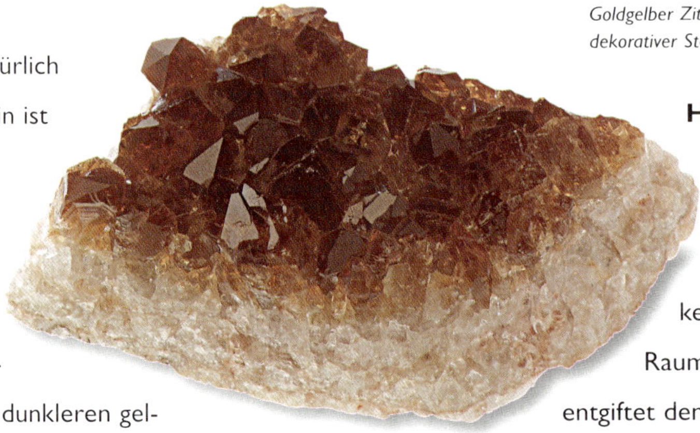

Goldgelber Zitrin ist ein sehr dekorativer Stein für die Wohnung.

Geologie: Der natürlich vorkommende Zitrin ist ein glänzender blassgelber Quarz, der betörend funkelt. Echter Zitrin ist in der Regel hell gefärbt. Bei dunkleren gelben oder orangen Exemplaren handelt es sich sehr wahrscheinlich um hitzebehandelten Amethyst oder Rauchquarz. Solche Steine sind oft an ihrem rötlichen Glanz zu erkennen. Man findet sowohl sehr große Zitrinstücke als auch fein strukturierte Kristallgruppen mit den für Quarzkristalle typischen sechsseitigen Spitzen.

Herkunft: Heute kommt Zitrin vorwiegend aus Brasilien und Madagaskar.

Geschichte: Der Name Zitrin kommt vom französischen Wort *citron* (Zitrone, zitronenfarben), das auf die blassgelbe Farbe anspielt. Früher galt der Stein als guter Schutz vor Schlangengift.

Heilanwendungen: Zitrin vertreibt zermürbende Gedanken und schafft Raum für Klärung. Er entgiftet den Körper und wirkt wohltuend auf Nieren, Leber und Gallenblase. Er tonisiert den Verdauungstrakt und den Kreislauf. Er bringt Vielfalt in Ihr Leben, sei es in finanzieller oder partnerschaftlicher Hinsicht. Legen Sie ihn neben ihr Bett, um besser schlafen zu können.

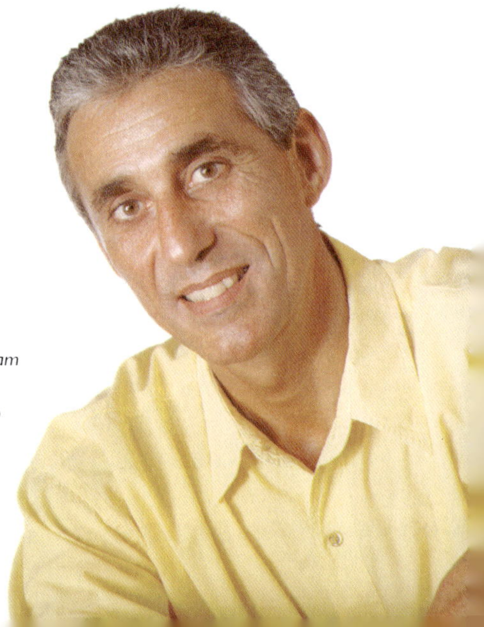

Tragen Sie einen Zitrin am Körper, um einen klaren Geist zu bewahren. Gelb ist eine positive, sehr dekorative Farbe.

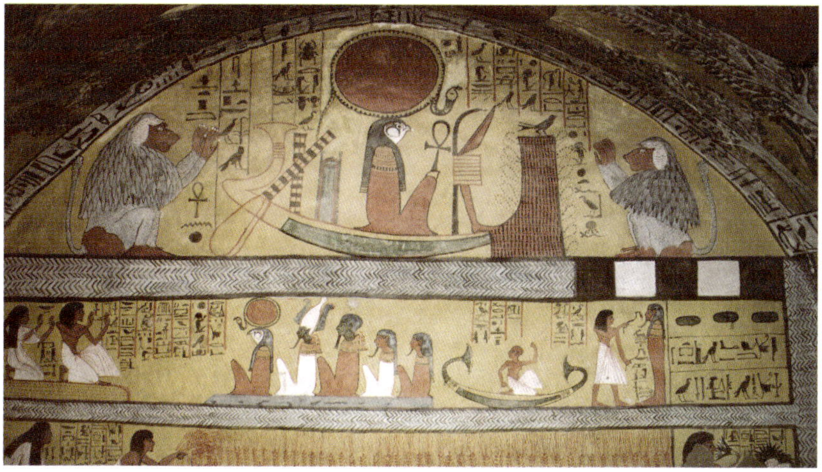

Bei den alten Ägyptern wurde der gelbe Topas mit dem Sonnengott Ra assoziiert, der auf diesem Wandgemälde im Boot zwischen zwei Pavianen dargestellt ist.

Topas besitzt als Heilstein eine starke reinigende Wirkung auf den gesamten Körper.

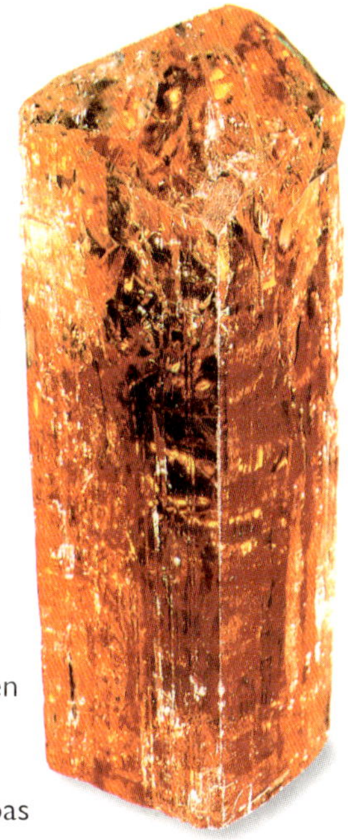

Topas

Geologie: Der Topas ist ein gelber Edelstein, der schon seit Jahrhunderten zur Schmuckherstellung dient. Er ist vorwiegend gelb, kommt aber auch in Orange-, Rot-, Blau- und sogar Grüntönen vor. Er kann massive Bro cken von mehreren hundert Kilogramm Gewicht bilden und ist eines der härtesten natürlichen Mineralien. Wegen seiner Farbe wird er häufig mit dem weniger wertvollen Zitrin verwechselt, unterscheidet sich von diesem aber durch seinen schönen transparenten Glanz.

Herkunft: Hochwertiger gelber Topas stammt vorwiegend aus Brasilien. Weitere Vorkommen gibt es in Sri Lanka, Myanmar und den USA. Der russische Topas ist blassblau.

Geschichte: Bei den alten Ägyptern stand der gelbe Edelstein für den Sonnengott Ra, während die Römer ihn mit ihrem Gott Jupiter in Verbindung brachten. Er wurde zu Schutzamuletten verarbeitet und wegen seiner mystischen Eigenschaften geschätzt. So sollte er als „Frühwarnsystem“ in der Nähe von vergifteten Speisen oder Getränken die Farbe wechseln. Ein prächtiger Topas schmückt die portugiesische Königskrone.

Heilanwendungen: Gelber Topas hilft bei komplizierten Problemen, sich zu konzentrieren und neue Ideen zu entwickeln. In der Heilkunst gilt der Topas als entgiftender Stein, der auf die Leber, die Gallenblase und den ganzen Körper wirkt. Außerdem tonisiert der Topas das Nervensystem. Er fördert die Kreativität.

Hellgrün

Hellgrün ist die sanfte Farbe der neuen Blätter im Frühling. Es verleiht jugendliche Frische und Energie.

Peridot

Geologie: Der Peridot ist eine Varietät des vulkanischen Olivin, dessen hellgrüne Farbe auf seinem Eisen-, Nickel- und Chromgehalt basiert. Auf der hawaiianischen Insel Oahu kann man an den Stränden Olivine finden. Außerdem kommt Peridot in Meteorgestein vor.

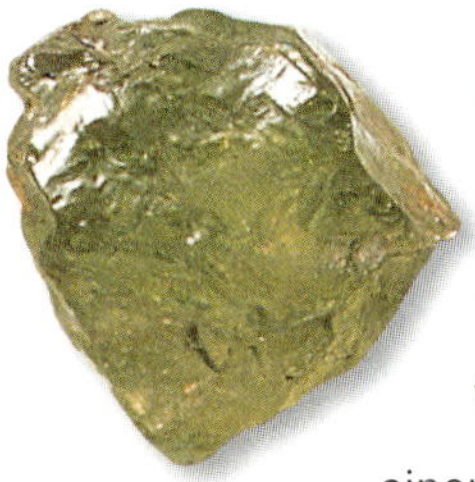

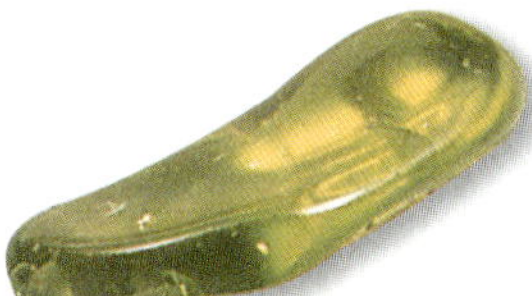

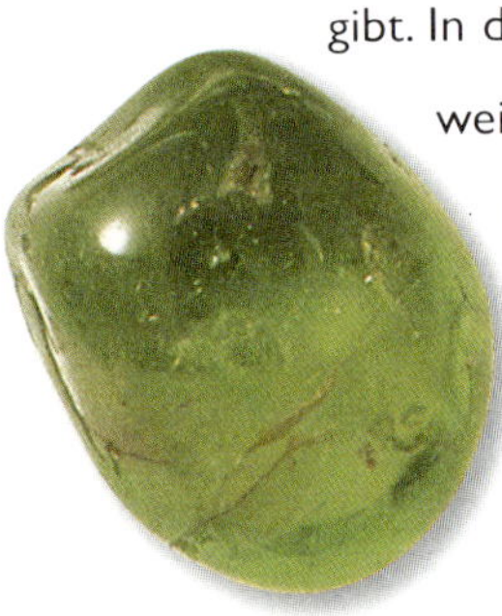

Herkunft: Schon vor über 3500 Jahren benutzten die alten Ägypter Peridot, der von einer Insel im Roten Meer stammte. Heute kommt der Peridot überwiegend aus Arizona, wobei es aber auch Vorkommen in Myanmar, Brasilien und Hawaii gibt. In den 1990er-Jahren wurde ein weiteres Vorkommen in der pakistanischen Provinz Kaschmir entdeckt.

Peridot hat eine zarte frisch-grüne Farbe, die beschwingend auf den Geist wirkt. Als Heilstein hilft er, Stress und Anspannung abzubauen.

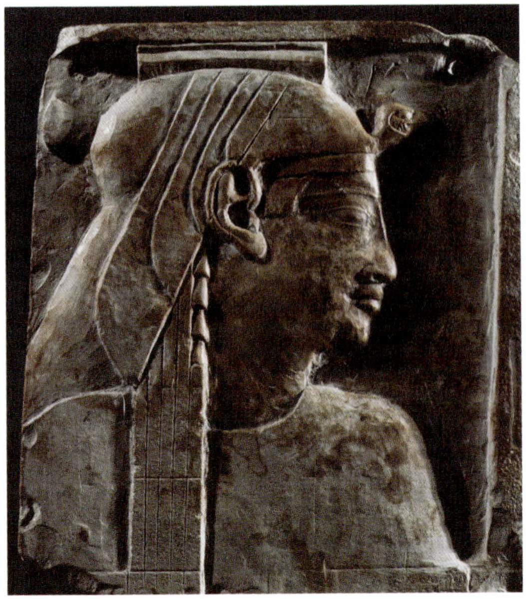

Der blassgrüne Peridot soll der Lieblingsstein der ägyptischen Königin Kleopatra gewesen sein.

Geschichte: Der Legende nach war der Peridot Kleopatras Lieblingsstein. Peridot gehört zur schmuckvollen Ausstattung vieler mittelalterlicher Kirchen als Schmuck. Er ziert beispielsweise auch den Schrein der Heiligen Drei Könige im Kölner Dom. Der häufig in Gold gefasste Stein sollte angeblich böse Geister vertreiben können. Einige Steine waren sogar groß genug, um aus ihnen Kelche anzufertigen.

Heilanwendungen: Peridot besitzt eine leichte revitalisierende Wirkung auf den Geist und weckt die Empfänglichkeit für Schönheit. Er wird zur Revitalisierung von Herz, Milz und der Nebennieren eingesetzt und mindert Stress und Anspannung.

Jade

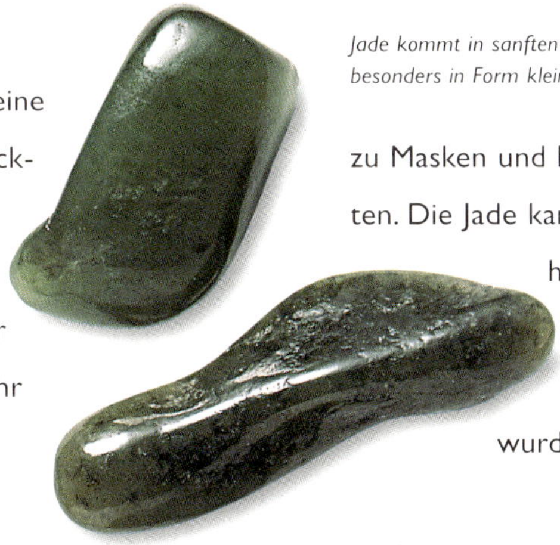

Jade kommt in sanften schönen Grüntönen vor und wirkt besonders in Form kleiner Statuetten sehr anmutig.

Geologie: Jade ist die allgmeine Bezeichnung für zwei Schmucksteine aus China und Mittelamerika, den Nephrit und den Jadeit, die bezüglich ihrer Struktur und Verwendung sehr ähnlich sind. Jade kommt in verschiedenen Grünschattierungen vor. Sie wird in der Regel zu glatten gewölbten Cabochons, Anhängern, Perlen und Statuetten verarbeitet. Die Händler gehen bei jedem Jadekauf ein Risiko ein, da sie einen Felsbrocken mit nur einer winzigen Sichtöffnung kaufen. Erst beim Aufbrechen stellt sich heraus, ob das Innere einen schönen Stein birgt oder wertlos ist.

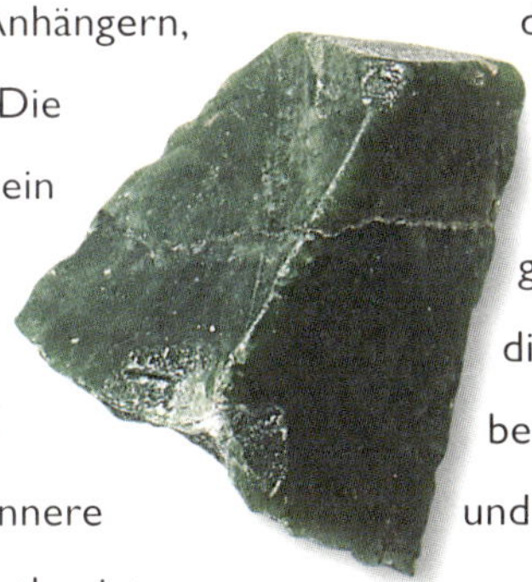

Herkunft: Hochwertige Jade (Jadeit) kommt heute vor allem aus Myanmar und Guatemala. Die wichtigsten Vorkommen von Nephrit finden sich in Kanada, Australien, den USA und Taiwan.

Geschichte: In China war die Jade mehr als 4000 Jahre lang der Edelstein der Könige. Verstorbenen Kaisern wurden unschätzbare Jadekunstwerke als Zeichen ihrer Macht und ihres Reichtums mit ins Grab gegeben. In Mittelamerika verehrten die Olmeken, Maya und Tolteken die Jade als heiligen Stein, den sie zu Masken und Kultgegenständen schnitzten. Die Jade kam in Europa im 16. Jahrhundert in Mode, als aus Mittelamerika kostbare Artefakte eingeführt wurden.

Heilanwendungen: Jade wirkt besonders bei sensiblen Menschen emotional ausgleichend. Sie kann das Herz beruhigen und Anspannungen lösen. In der Heilanwendung dient Jade oft dazu, die Energie der bedingungslosen Liebe zu übertragen und Herz und Geist damit zu nähren.

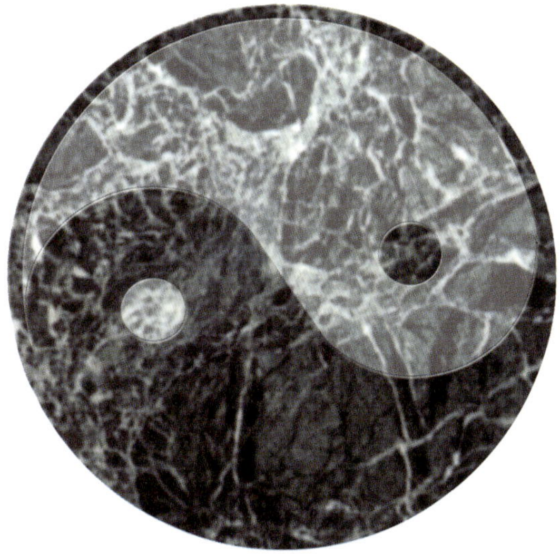

Die Jade wirkt ausgleichend und harmonisierend, wie in diesem Yin-Yang-Symbol dargestellt.

Sattgrün

Kräftige Grüntöne wirken beruhigend auf die Augen und entspannend auf den Geist. Grün ist eine Mischung aus Gelb und Bau und gleicht somit warme und kühle Energien aus. Grüne Steine sind besonders förderlich für das Herzchakra.

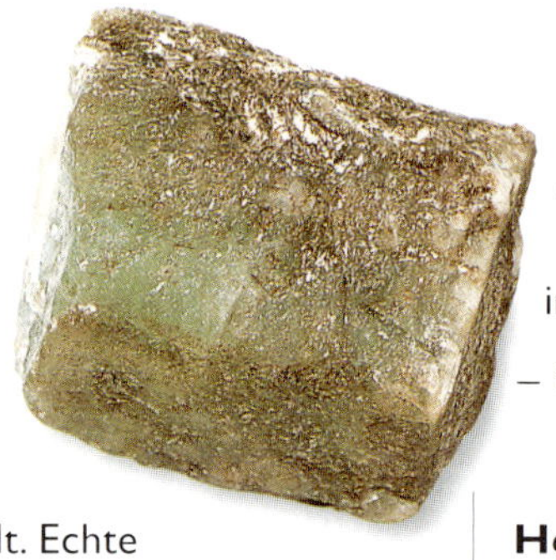

Dunklere Grüntöne sind sehr beruhigend – sie wirken besonders gut auf das Herzchakra.

Smaragd

Geologie: Smaragd ist die grüne Varietät des Beryll. Seine Farbe stammt von seinem Chrom- und Eisengehalt. Echte Smaragde enthalten winzige Einschlüsse und andere Fehler. Da Smaragde unter Druck in metamorphen Gesteinsschichten entstehen, sind sie in der Regel recht klein.

Herkunft: Die Azteken, die im heutigen Kolumbien lebten, haben erstaunliche Smaragdkunstwerke geschaffen, und noch heute stammt von dort ein Gros der Smaragde. Zudem liefern Sambia, Brasilien, Simbabwe, Pakistan und Madagaskar diese Edelsteine.

Geschichte: Der Konquistador Hernando Cortez erbeutete von den Azteken unter anderem Smaragde, die zu Fisch- und Blütenformen verarbeitet und teils faustgroß waren. Viele Ureinwohner Südamerikas verehrten den Stein vor allem wegen seiner Farbe. Auch im alten Ägypten wurden Smaragde gefunden – Kleopatra besaß Minen am Roten Meer.

Heilanwendungen: Die Energie des Smaragds hilft bei der Erschließung der inneren Kreativität und verbindet dank der grünen Farbe mit der Natur. Der Smaragd balanciert das Herz aus und öffnete es für die Liebe.

Echte Smaragde wirken besonders auffällig in Schmuckstücken wie diesen prächtigen Goldohrringen.

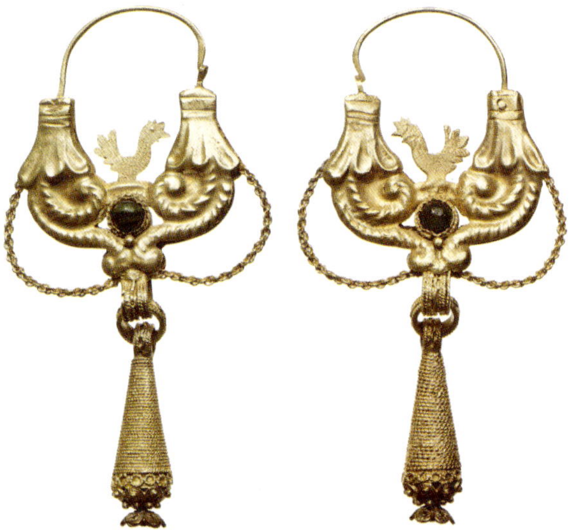

Moldavit

Geologie: Moldavit ist eine dunkelgrüne Sorte des Tektit, einer Art geschmolzenem Glas, das vor Millionen von Jahren entstanden war, als Meteoritenschauer auf die Erde niedergingen. Moldavit besitzt keine kristalline Struktur; stattdessen zeugen Wirbel, Blasen und Krater von dem Schmelzprozess. Es gibt zwar auch braune und schwarze Tektite, aber der seltene dunkelgrüne Moldavit ist am wertvollsten.

Herkunft: Aus Moldawien stammen wohl die besten grünen Tektite, doch werden auch schöne Exemplare in Tschechien, Thailand, Südostasien, Australien und den USA gefunden.

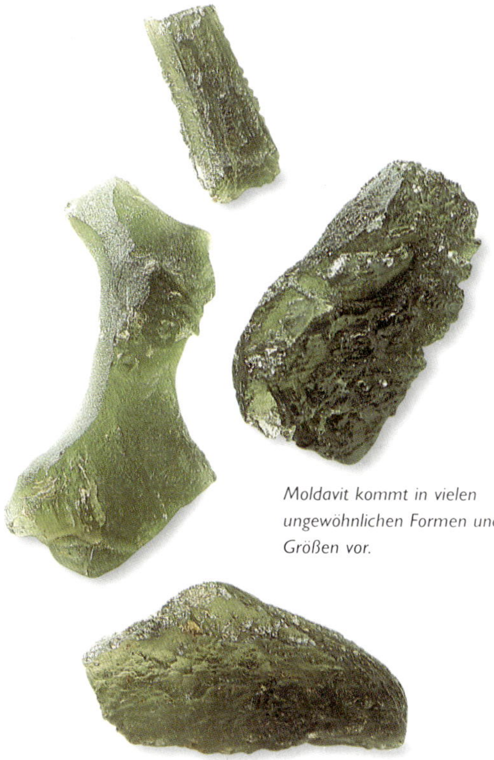

Moldavit kommt in vielen ungewöhnlichen Formen und Größen vor.

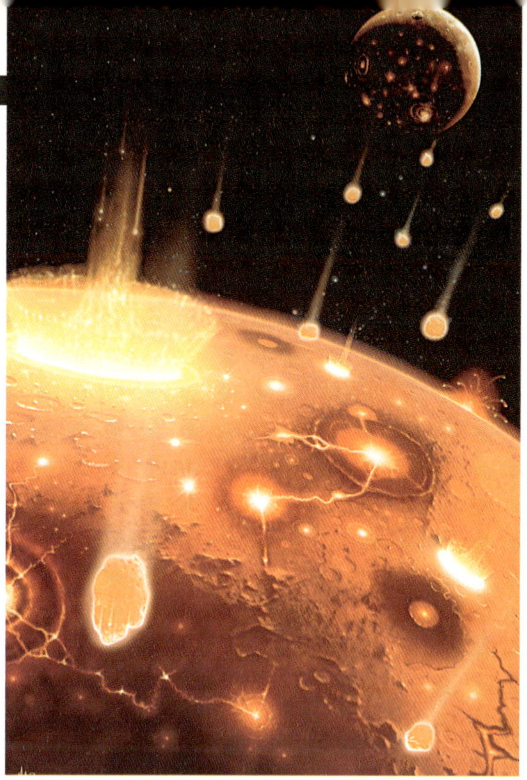

Moldavit ist durch Einschlag von Meteoriten und ihrer anschließenden Verschmelzung mit dem Oberflächengestein der Erde entstanden.

Geschichte: Moldavit fasziniert durch seinen außerirdischen Ursprung und die Verschmelzung von Elementen aus dem Weltraum mit dem Oberflächengestein der Erde. Er wird auch zur Schmuckherstellung verwendet.

Heilanwendungen: Moldavit kann bei der Verbindung mit den inneren spirituellen Kräften helfen – von den irdischen zu anderen Dimensionen des Seins. Der Stein erinnert uns daran, dass wir alle Reisende im Universum sind, selbst wenn wir unser ganz alltägliches Leben leben, und dass unser Planet sich auf einer endlosen Reise befindet. Ein auf die Stirn gelegter Stein kann unser spirituelles Bewusstsein für unseren Platz im Kosmos verstärken.

T ü r k i s

Türkis ist eine Mischung aus Grün und Blau, ein kühlender Balsam für das Herz. Türkise wirken besonders reizvoll auf etwas dunklerer Haut.

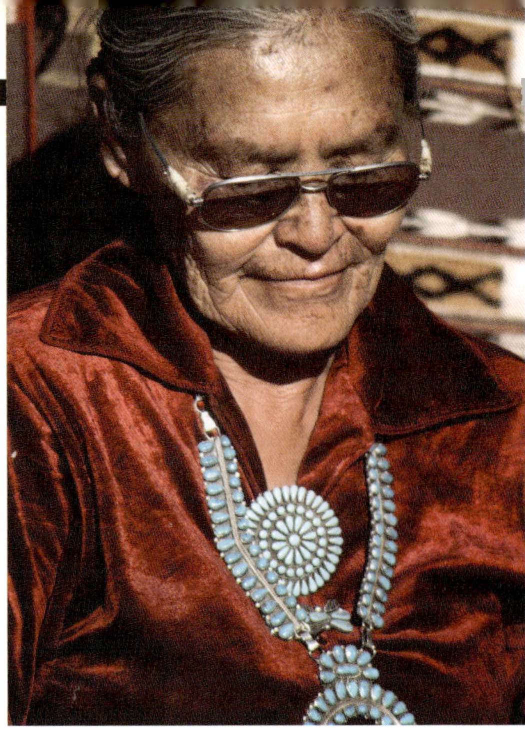

Navajo-Künstler fertigen traditionellen Türkisschmuck an. In Silber gefasst wirken die Steine besonders hübsch.

Türkis

Geologie: Türkis ist ein wertvolles Mineral, dessen Farben von Himmelblau bis zu diversen Blaugrüntönen reichen; je mehr Eisen der Stein enthält, desto grüner ist er. Echte Türkise haben winzige kristalline Ablagerungen, die nur unter dem Mikroskop zu erkennen sind. Es gibt viele gefärbte falsche Türkise auf dem Markt. Echter Türkis ist sehr porös und sollte statt mit Chemikalien nur mit warmem Seifenwasser gereinigt werden.

Herkunft: Aus dem Iran kommt sehr blasser, himmelblauer Türkis ohne grüne Tönungen und Adern. Auch aus Arizona und New Mexico stammen sehr schöne Exemplare. Weitere Lieferanten sind Afghanistan und einige Länder im Mittleren Osten.

Geschichte: Jahrtausende lang lagen die wichtigsten Minen für Türkise in Persien. Aber auch im Sinai in Ägypten wurden schon vor über 5000 Jahren Türkise abgebaut. In Mexiko waren die Türkise ausschließlich den Göttern vorbehalten. Im Südwesten der USA stellen die Navajo-Indianer bis heute schönen Silberschmuck mit Türkisen her.

Heilanwendungen: Türkis entfach den Mut im Herzen und stärkt das Bewusstsein für alle Lebensformen. Er tonisiert den gesamten Körper, stärkt die Atemwege und kräftigt die Immunabwehr.

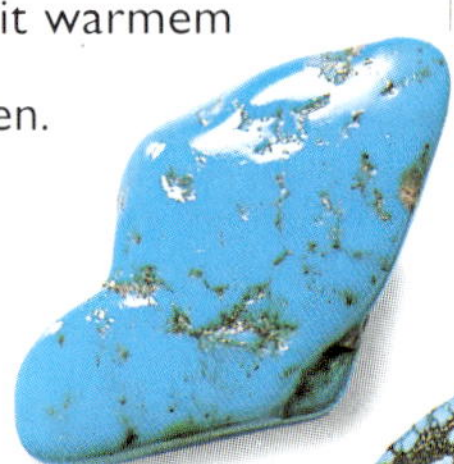
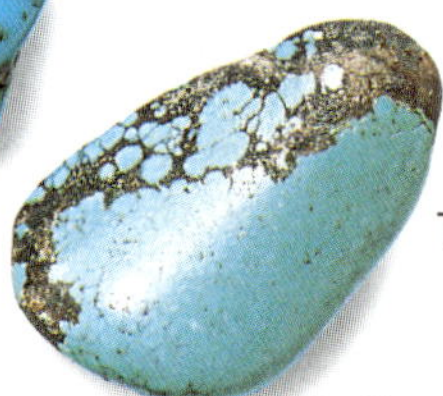
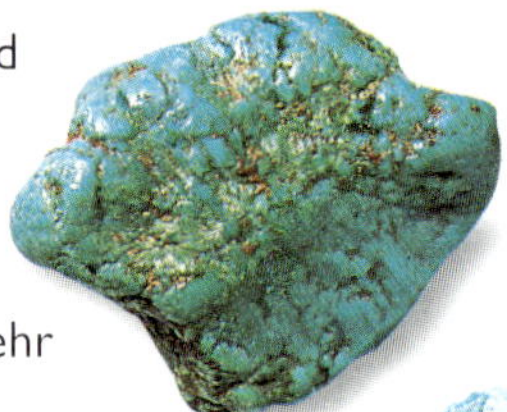
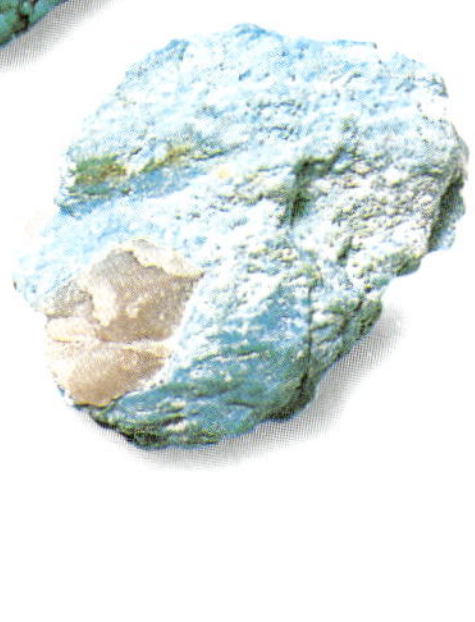

Der Türkis ist ein Schutzstein, der das gesamte Immunsystem stärkt.

Aquamarin

Geologie: Der Aquamarin ist eine weitere Varietät des Beryll mit einer blassblaugrünen Farbe wie Meerwasser – daher auch sein Name. Je klarer das Blau, desto teurer ist der Stein. Aquamarin

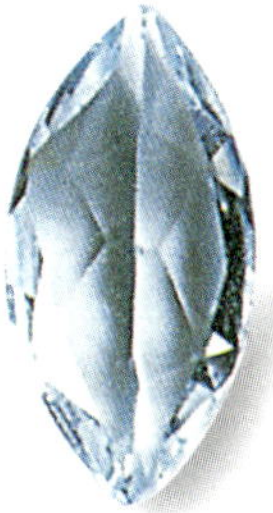

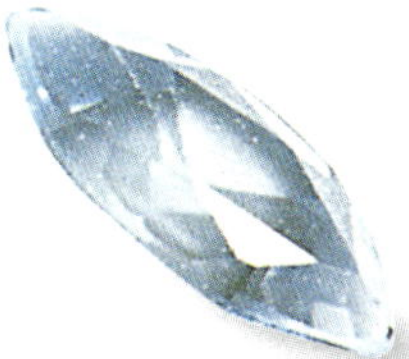

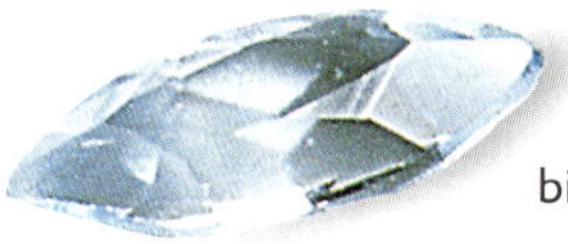

bildet hexagonale Kristalle und findet sich in grobem Granitgestein. Einige Aquamarine werden hitzebehandelt, um die blaue Farbe zu verstärken. Die unbearbeiteten Steine ähneln Turmalinen.

Herkunft: Brasilien ist der führende Lieferant von Aquamarinen, doch auch aus den USA, Sambia, Mosambik und Pakistan kommen schöne Steine.

Geschichte: Es überrascht wahrscheinlich nicht, dass sich um den Aquamarin viele Seefahrerlegenden ranken. Meerjungfrauen sollen ihn besonders schätzen, weshalb ihn Matrosen als Schutzamulett getragen haben. Der Stein galt auch als ein traditioneller Wächter über die Ehe, und bis heute schenkt man ihn als Liebesbeweis an Hochzeitstagen.

Aquamarin ist ein beliebter Stein, der meist in Silber gefasst wird. Dadurch kommt seine edle Farbe besonders gut zur Geltung.

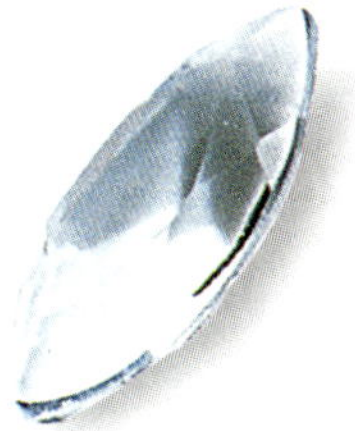

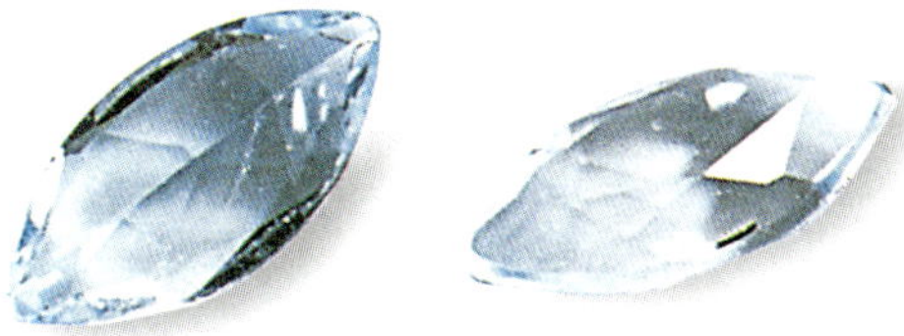

Heilanwendungen: Aquamarin erweitert und hebt den Geist und hilft, klar zu denken. Er verbessert die Ausdrucksfähigkeit und das Selbstwertgefühl, besonders im beruflichen Umfeld. Er hat einen sanft reinigenden Effekt auf Geist und Körper und unterstützt besonders Schilddrüse, Milz, Leber und Nieren. Der Aquamarin kann auf den Hals gelegt werden, um die Emotionen auszugleichen und bei ihrer klaren Artikulation zu helfen. Die Meditation mit einem Aquamarin kann Frieden und innere Ruhe bringen.

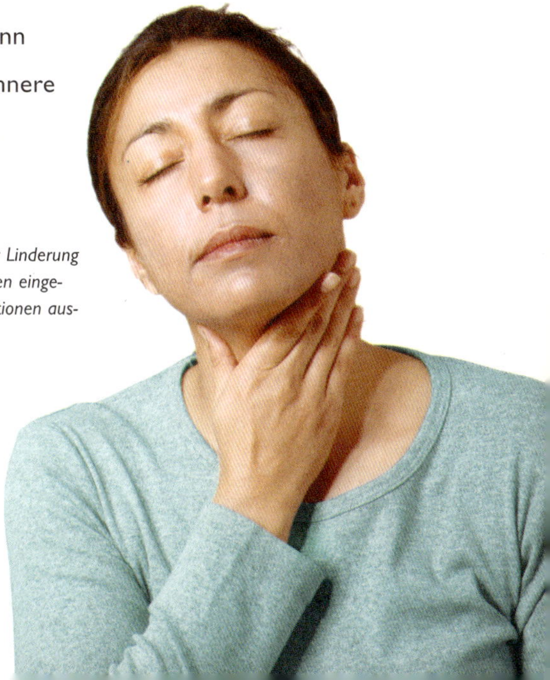

Aquamarin wird zur Linderung von Halsbeschwerden eingesetzt und hilft, Emotionen auszudrücken.

Blassblau

Blassblau ist sehr sanft und wirkt beruhigend auf Nerven, Augen und Emotionen. Blassblaue Steine verströmen eine sanfte Heilenergie, die wir alle gut gebrauchen können.

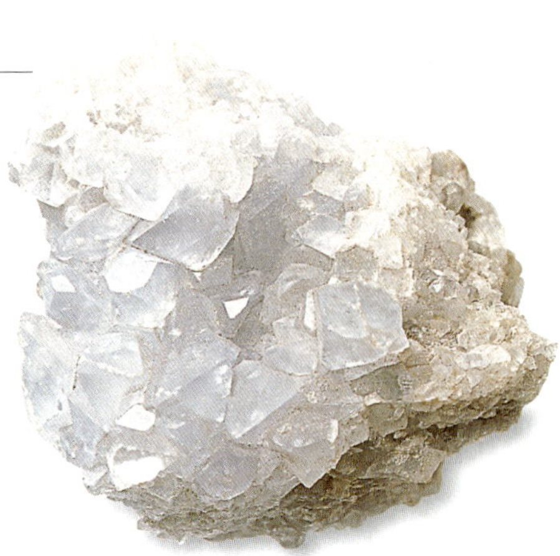

Das sanfte Graublau des Zölestin kann in der Wohnung helfen, die Emotionen auszugleichen und zu beruhigen.

Zölestin

Geologie: Der Zölestin besteht aus einem klaren, transparenten Mineral mit zartblauer bis blaugrauer Tönung, die bei Mineralien einzigartig ist. Er bildet größere Gruppen mit deutlich abgesetzten, scharfkantigen Einzelkristallen oder kleinere Drusen mit nach innen gewachsenen Kristallen.

Herkunft: Die größten Zölestin-Vorkommen finden sich in Sedimentgestein in den USA, insbesondere in den Bundesstaaten New York, Michigan und Ohio. Weitere Vorkommen gibt es in Deutschland, auf Madagaskar und Sizilien.

Zölestin ist auch als „Himmelsstein" bekannt, der die Energie der Engel und Himmelswesen symbolisiert.

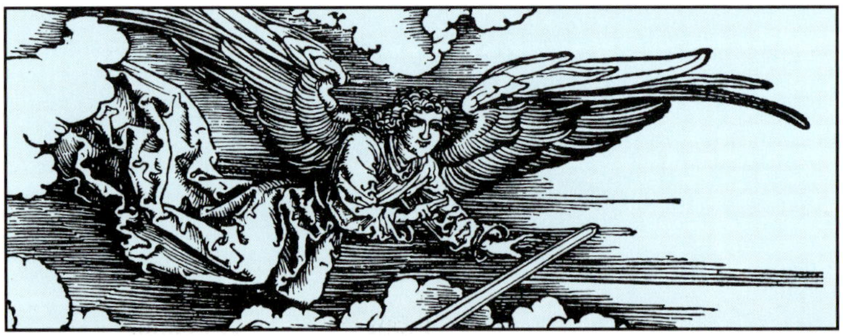

Geschichte: Zölestin wird von Mineraliensammlern sehr geschätzt, mittlerweile wird ihm wegen seiner Heilfähigkeiten ein relativ breites Interesse zuteil.

Heilanwendungen: Zölestin ist das Blau des Sommerhimmels. Er weitet und erzeugt Offenherzigkeit und Raum zum Atmen. In der Wohnung beruhigt der Zölestin die Energien und bietet sich gut zur Meditation an. Einige Heilkundler betrachten ihn als Stein, der die geheiligte Privatsphäre symbolisiert. In der Heilanwendung kräftigt er die Schilddrüsenfunktion und mindert Stress. Auf den Hals gelegt, fördert er die Artikulationsfähigkeit. Zudem hilft er, Energien zurückzugewinnen.

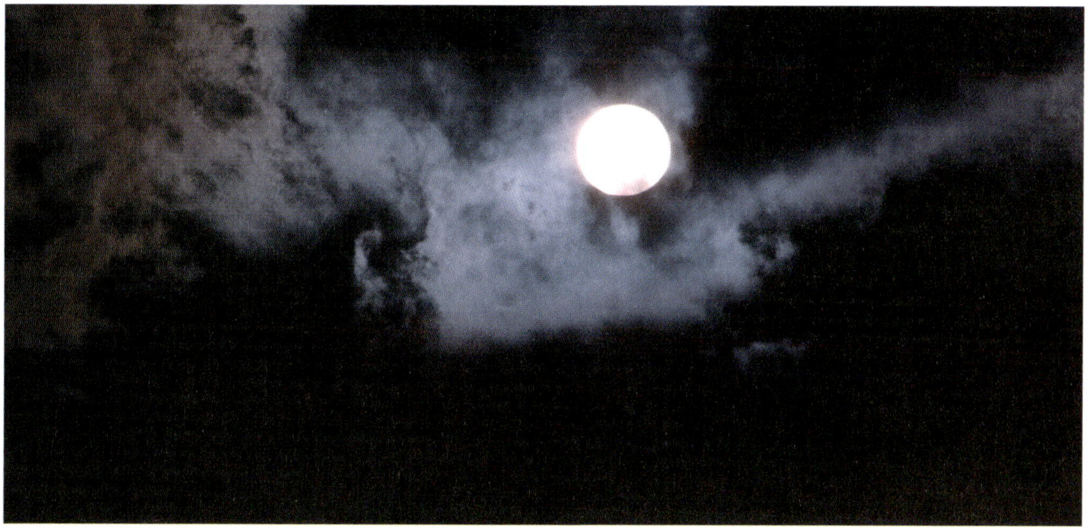

Das wechselnde Licht des Mondes wird vom sanften Schein des Mondsteins reflektiert.

Blauer Mondstein

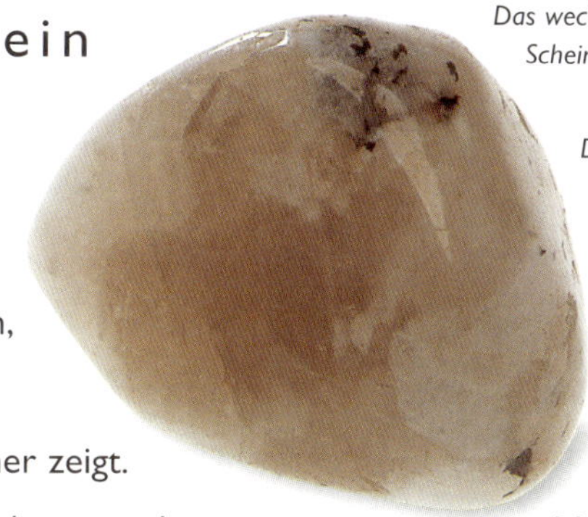

Der Blaue Mondstein hat einen besonders sanften Schimmer. Dies trug wohl maßgeblich dazu bei, dass er als heiliger Stein gilt.

Geologie: Der Mondstein gehört zur Mineralienfamilie der Feldspate und ist ein farbloser oder milchiger Stein, der ins Licht gehalten einen transparenten blauen Schimmer zeigt. Bei einigen Exemplaren kann dieser auch milchig weiß sein, jedoch gelten die blau schimmernden Steine als wertvoller. Der Farbeffekt entsteht durch Schichten im Stein, zwischen denen das Licht reflektiert wird. Der Effekt ist am besten, wenn der Stein in Cabochon-Form geschnitten und poliert wurde, so dass er glatt und kuppelförmig ist.

Herkunft: Einige der schönsten Mondsteine stammen aus Madagaskar, Sri Lanka, Australien, Brasilien und den USA.

Geschichte: In Indien ist der Mondstein ein heiliger Stein und der Göttin in ihren Mondgestalten gewidmet.

Heilanwendungen: Der Mondstein wird mit femininer Energie und dem Rhythmus des weiblichen Zyklus assoziiert. Er erzeugt Ausgewogenheit und Harmonie der Emotionen. Er ist ein Sinnbild für die sich wandelnden Lebensabschnitte einer Frau, vom Mädchen über die junge Frau und Mutter zur gereiften, weisen Frau. Er soll hormonellen Ausgleich verschaffen können. In Silber gefasst ist er einer der schönsten Halbedelsteine.

Dunkelblau

Tiefe dunkelblaue Farben sind kühl, stimmen kontemplativ und versetzen den Geist in einen Zustand meditativer Ruhe. Dunkelblaue Steine werden oft mit Idealen assoziiert.

Saphir

Geologie: Der Saphir ist eine Sorte des Korund, des zweithärtesten Minerals, und zählt zur selben Familie wie der Rubin. Obwohl Saphire hauptsächlich als dunkelblaue Steine bekannt sind, gibt es auch Exemplare mit rosa, goldener, weißer oder sogar schwarzer Färbung. Sternsaphire haben kleine Einschlüsse von Rutilnadeln, die in hellem Licht einen sechsstrahligen Stern reflektieren. Die meisten Saphire werden hitzebehandelt, um ihre Färbung zu intensivieren. In der Regel werden Saphire zu ovalen oder abgerundet rechteckigen Formen geschnitten.

Herkunft: Früher waren Myanmar und Kaschmir die berühmtesten Herkunftsländer für Saphire, heute kommen die meisten Steine aus Sri Lanka.

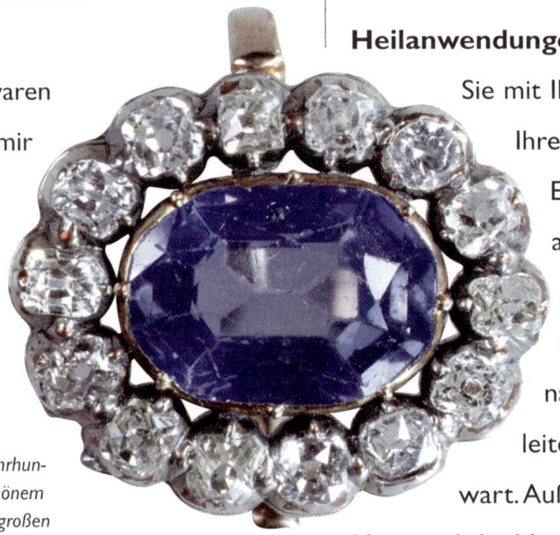

Saphire werden schon seit Jahrhunderten geschliffen und zu schönem Schmuck verarbeitet. Diesen großen Stein umschließen Diamanten.

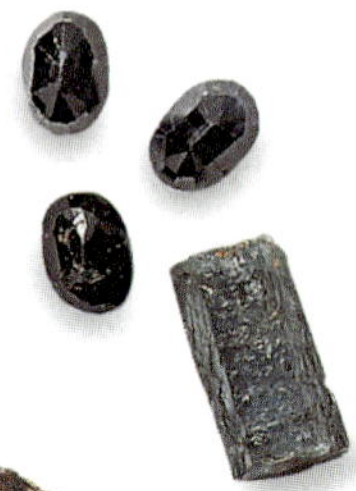

Der tiefblaue Saphir besitzt ein sehr edles Blau. Er wird gerne für Verlobungsringe verwendet.

Geschichte: Traditionell gelten Saphire als ein Symbol der Treue und werden deshalb gern für Verlobungsringe verwendet. Der Saphir hat auch eine lange Geschichte als Juwel der Könige und des hohen Klerus. Zu den britischen Kronjuwelen zählen auch mehrere sehr große Saphire in „königlichem" Blau.

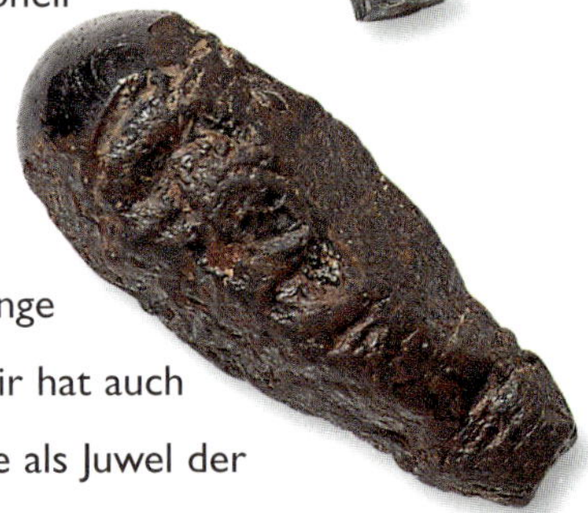

Heilanwendungen: Blauer Saphir verbindet Sie mit Ihren höchsten Idealen und Ihrem spirituellen Wesenskern. Er ermöglicht es Ihnen, aufrichtig zu sich selbst zu sein. Ein auf die Stirn gelegter Saphir erzeugt emotionale Ausgeglichenheit und leitet die Gedanken zur Gegenwart. Außerdem soll der Saphir das Herz und die Nieren kräftigen.

Lapislazuli

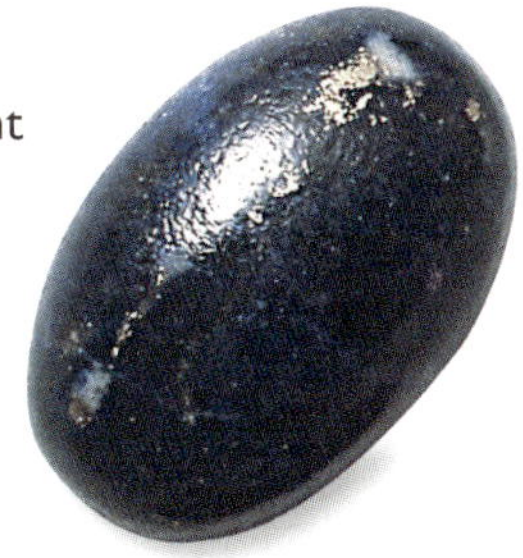

Lapislazuli ist ein dunkelblauer Stein, der von weißen Adern durchzogen ist.

Geologie: Der Lapislazuli besteht aus dem blauen Mineral Lazurit mit Mikrokristallen aus Pyrit und weißem Kalzit. Lapislazuli ist immer tiefblau und unterscheidet sich von seinem ebenfalls blauen Verwandten Sodalit durch die Pyritkristalle. Er besitzt einen milchig matten Charakter, ist porös und sollte nur mit warmem Seifenwasser gereinigt werden. Außerdem ist er recht spröde und sollte deshalb sorgfältig aufbewahrt werden.

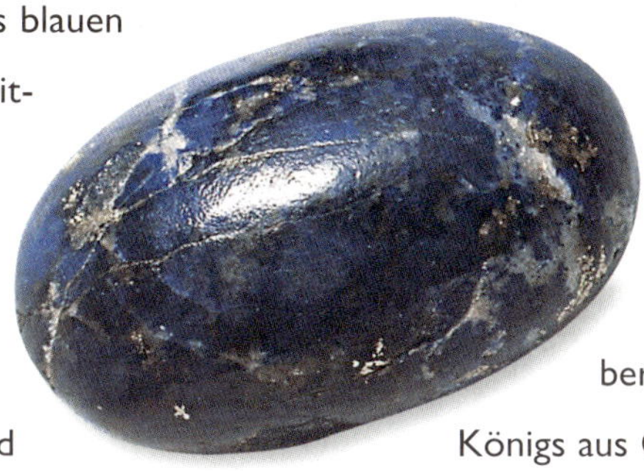

Herkunft: Lapislazuli wird schon seit über 6000 Jahren abgebaut, so auch heute noch in Afghanistan, Chile, den USA, Sibirien und Myanmar.

Geschichte: Im Grab des Tutanchamun fand man viele erstaunliche Schätze, unter ihnen die berühmte Maske des jungen Königs aus Gold und Lapislazuli. Die Pharaonen schmückten sich mit den Steinen im Leben und im Tod. Im Mittelalter und der Renaissance verwendete man für Gemälde, Glasuren und Glaskunstwerke, die besonders satte Blautöne erforderten, zu Pulver zermahlenen Lapislazuli.

Heilanwendungen: Lapislazuli hilft bei der spirituellen Reinigung und wendet den Geist von profanen Belangen ab. Er verbindet Sie mit Ihrem spirituellen Zentrum und öffnet das innere Bewusstsein. Mit seinen goldenen Pyriteinschlüssen entzündet er das Feuer der spirituellen Erleuchtung, besonders wenn er auf die Stirn gelegt wird. Er soll dem ganzen Körper Stärke und Vitalität verleihen.

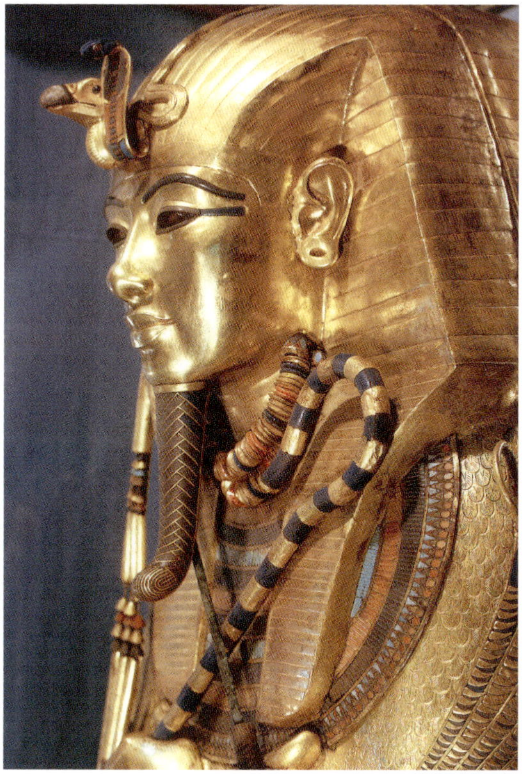

Prächtiger Schmuck und eine goldene Totenmaske mit Lapislazuli-Intarsien schmückten den Leichnam des Pharaos Tutanchamun.

Violett

Lila- und Violetttöne sind besonders stimulierend für den Geist. Als Mischung aus Energie verleihendem Rot und kühlendem Blau vermitteln sie Weisheit und Tatkraft.

Amethyst

Geologie: Der Amethyst ist ein violetter Quarz, der in vielen Formen vorkommt, von winzigen Kristallen bis hin zu Gruppen und Geoden, also Gesteinsblasen mit nach innen wachsenden Kristallen. Manchmal werden große Geoden aufgeschnitten, um die Amethystformationen zur Schau zu stellen. Die Farbe des Amethysts variiert von einem dunklen Violett bis zu blassen Lavendeltönen.

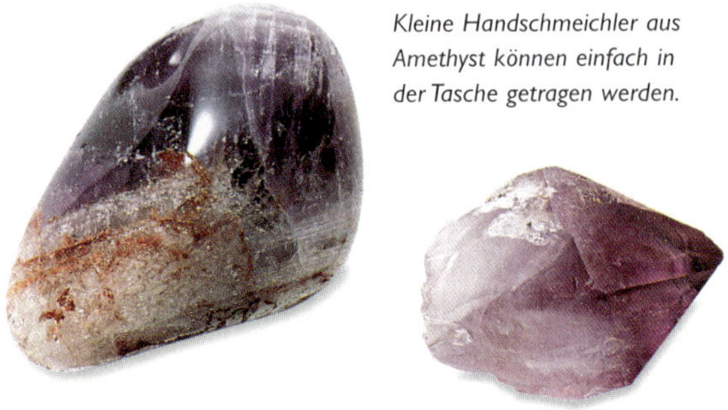

Kleine Handschmeichler aus Amethyst können einfach in der Tasche getragen werden.

Herkunft: Amethyste finden sich in Brasilien, Uruguay, Bolivien, Argentinien, Namibia, Sambia und anderen afrikanischen Ländern. Auch im russischen Ural werden sehr schöne Amethyste gefördert.

Geschichte: Die russische Zarin Katharina die Große war von Amethysten geradezu besessen, und auch unter den britischen Kronjuwelen finden sich viele dieser Steine. Bischöfe tragen traditionell Amethystringe. Der religiöse Gebrauch des Steins besitzt eine lange Tradition.

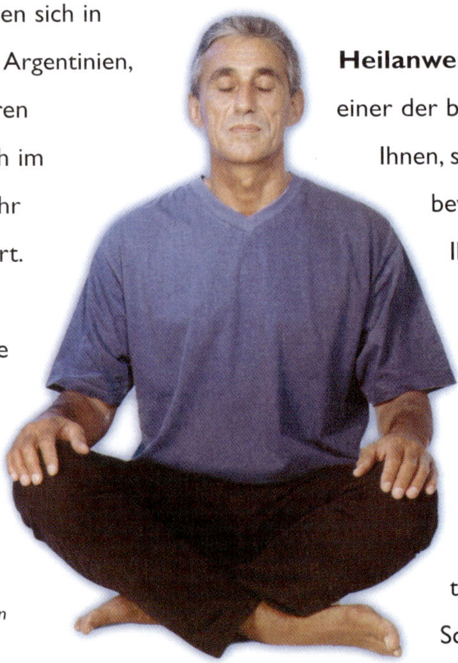

Die Energie des Amethysts kann Ihren gesamten Körper reinigen.

Heilanwendungen: Der Amethyst ist einer der beliebtesten Heilsteine. Er hilft Ihnen, sich spirituell zu öffnen und bewusst zu werden, und reinigt Ihre Energien auf körperlicher, mentaler, emotionaler und spiritueller Ebene. Auf die Stirn gelegt, fühlt sich die Energie des Steins im ganzen Körper wie ein sanfter Regenschauer an. Der Amethyst kann auch vor negativen Schwingungen schützen.

Iolit

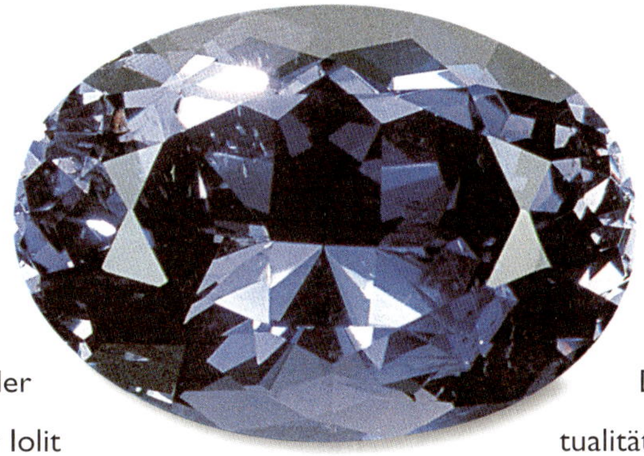

Aus dem verführerisch schimmernden Iolit werden schöne Schmuckstücke angefertigt.

Geologie: Der Iolit ist eine violette Varietät des Minerals Cordierit, das auch in braunen oder schwarzen Schattierungen vorkommt. In der Vergangenheit wurde der Iolit wegen seiner schönen blauvioletten Färbung auch Wassersaphir genannt. Er ist ein sehr attraktiver Schmuckstein. Seine Struktur erzeugt einen mehrfarbigen Effekt, wodurch der Stein, aus verschiedenen Blickwinkeln betrachtet, violett, weiß und golden schimmert.

Herkunft: Iolit-Vorkommen gibt es in vielen Teilen der Welt, etwa in Indien, Sri Lanka, Mosambik, Madagaskar, Brasilien und Myanmar.

Geschichte: Die Wikinger erwarben Iolit in Norwegen und Grönland und verwendeten dünne Scheiben des Steins als Linsen, um bei der Navigation die Sonne beobachten zu können. Der Name Iolit kommt vom griechischen Wort *ios* (violett).

Heilanwendungen: Iolit kann bei der Meditation über höhere Dimensionen der Spiritualität als Fokus dienen. Als menschliche Wesen können wir mit viel größeren Energien in Verbindung treten, als uns in unserem alltäglichen Leben bewusst ist. Das Bewusstsein unserer wahren spirituellen Heimat kann uns helfen, uns verantwortlicher und fürsorglicher in der physischen Welt zu verhalten. Ein Iolit kann zum Meditieren im Liegen auf den Scheitel gelegt werden. Zudem kann er körperliche Energien ausgleichen.

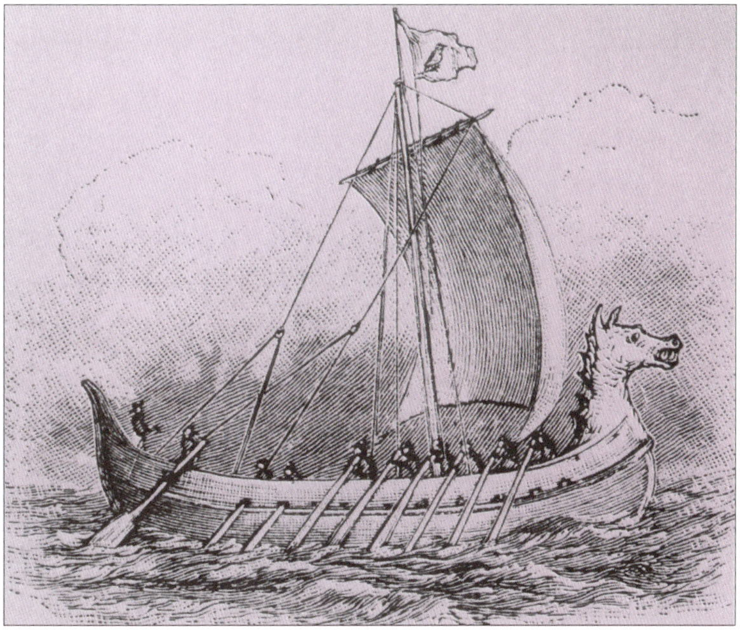

Die Wikinger verwendeten in Norwegen und Grönland gefundenen Iolit.

Rosa

Rosatöne stehen für sanfte, zärtliche Gefühle und bedingungslose Liebe. Sie beruhigen die Augen und nähren den Geist. Rosafarbene Steine sind sehr dekorativ.

Rosenquarz

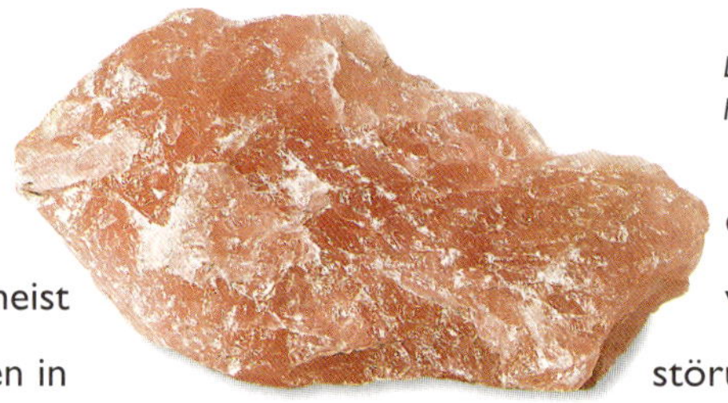

Der weiche Rosenquarz wirkt sanft auf Körper und Geist.

Geologie: Titan und Eisen verleihen dem Rosenquarz seine rosa Farbe. Er kommt meist in massiven Blöcken und selten in wohlgeformten Kristallen vor. Brasilianischer Rosenquarz wird zu Statuetten, Kugeln und Obelisken verarbeitet. In der Schmuckherstellung schleift man Rosenquarz sehr gerne zu runden Cabochons, die die feine Rosatönung besonders gut zur Geltung bringen.

Herkunft: Neben Brasilien, das vor allem große Quarzblöcke und glatte Kristalle liefert, gibt es auch Vorkommen in Indien, Madagaskar und den USA.

Geschichte: Der Rosenquarz ist sowohl bei Mineraliensammlern als auch bei New-Age-Interessierten sehr beliebt.

Heilanwendungen: Rosenquarz vermittelt ein sanftes Gefühl der Wärme und des Wohlbefindens im Herzen. Es ist gut, ihn neben dem Bett stehen zu haben, wenn man unter Schlafstörungen und Anspannung leidet. Er mindert körperlichen, emotionalen und umweltbedingten Stress. Er gleicht die emotionalen und sexuellen Energien aus und vertreibt Ärger, Eifersucht und Missverständnisse. Die Meditation mit einem Rosenquarz bringt emotionale Klarheit und Frieden und erzeugt Vertrauen. Bei Heilsitzungen wird oft ein Rosenquarz in die Mitte der Brust gelegt, um die Energien des Herzens auszugleichen.

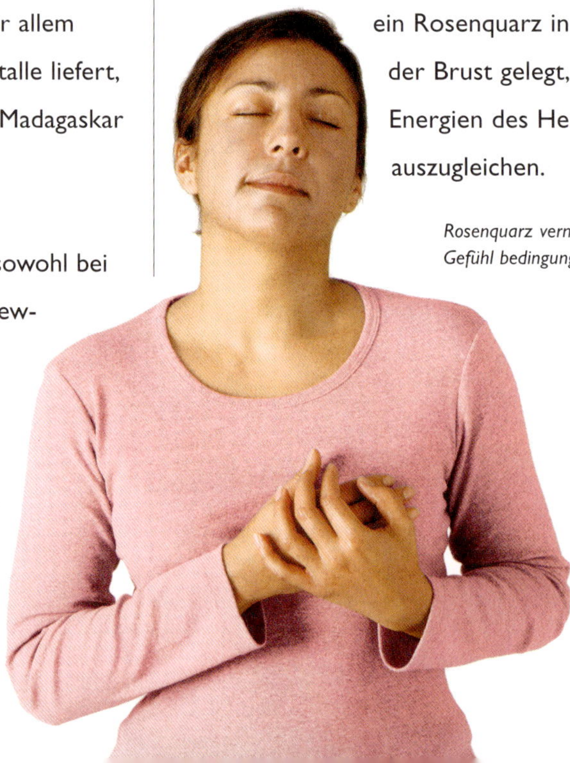

Rosenquarz vermittelt Ihnen das Gefühl bedingungsloser Liebe.

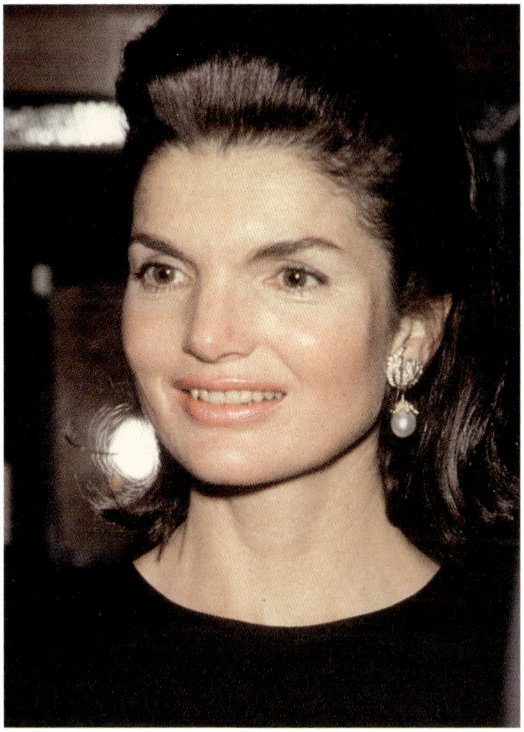

Jackie Kennedy besaß eine herausragende Schmucksammlung und trug viele Accessoires, zu denen auch ein Kunzitring zählte.

Kunzit

Geologie: Der Kunzit ist ein sehr attraktiver rosavioletter Stein aus Lithium-Aluminium-Silikat und eine rosafarbene Varietät des Spodumen. Wie der Iolit ist auch der Kunzit mehrfarbig, er zeigt also aus verschiedenen Blickwinkeln unterschiedliche Rosa- und Violettschattierungen. Obwohl er so hart wie Quarz ist, ist es für den Schleifer recht schwierig, seine Feinheit herauszuarbeiten, da er leicht zerbricht. Er kommt oft zusammen mit Beryll und Turmalin vor.

Herkunft: Kunzit wurde erstmals im amerikanischen Connecticut gefunden und später in Kalifornien kommerziell abgebaut. Heute stammen die meisten Steine aus Brasilien, Madagaskar und Afghanistan.

Geschichte: Kunzit wurde nach dem berühmten Gemmologen und Gelehrten George Kunz benannt, der im frühen 20. Jahrhundert als Edelsteineinkäufer für Tiffany & Co. arbeitete. Kunz sammelte nicht nur Steine, sondern auch Legenden über Edelsteine und Juwelen.

Heilanwendungen: Die Kombination des spirituellen Farbtons Violett mit dem Rosa, das dem Herzen verbundenen ist, macht den Kunzit zu einem Stein, mit dessen Hilfe man eine tiefere Einsicht in die Liebe als kreativer Kraft hinter allen Dingen erlangt. Er kann gemeinsam mit einem Rosenquarz auf die Brust gelegt werden, um die Energie des Herzens zu stärken.

Kunzit hat eine sanfte rosaviolette Farbe, die das Auge beruhigt. Er dient zum Öffnen des Herzens und seiner Energien.

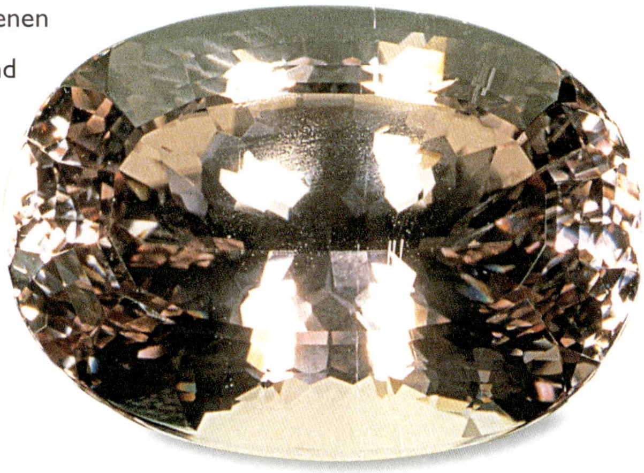

Weiß

Weiß ist eine Kombination aus allen Farben des Spektrums. Sonnenstrahlen, die durch einen geschliffenen Diamanten fallen, erzeugen einen strahlenden Regenbogen. Farblose Edelsteine symbolisieren Einheit und Perfektion.

Diamant

Geologie: Diamanten bestehen aus reinem Kohlenstoff und sind das härteste bekannte Material auf der Erde, ihr Schmelzpunkt liegt höher und ihre Atome sind dichter als bei jedem anderen Mineral. Diamanten sind zwar vor allem als Schmucksteine bekannt, sie werden aber auch als elektrische Isolatoren in der Industrie verwendet. Trotz ihrer Härte müssen sie sehr vorsichtig bearbeitet werden, da sie bei falscher Behandlung zerbrechen. Es gibt farblose, rosa, blassgelbe, blaue, grüne, rötliche und sogar schwarze Exemplare. Diamanten bilden sich in röhrenförmigen Hohlräumen in Kimberlit.

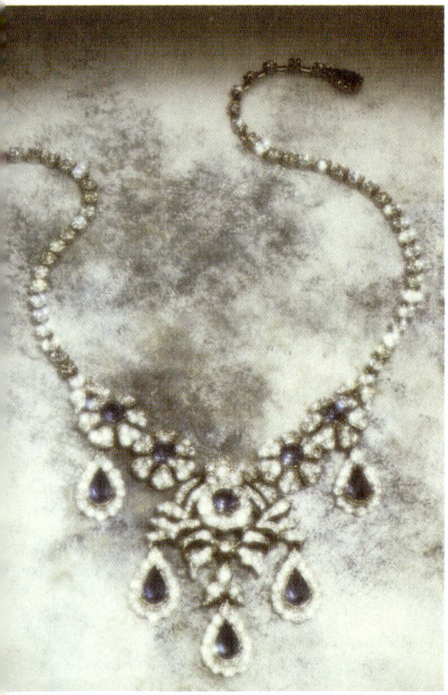

Die Energie der Diamanten soll die eigene Persönlichkeit zum Vorschein bringen.

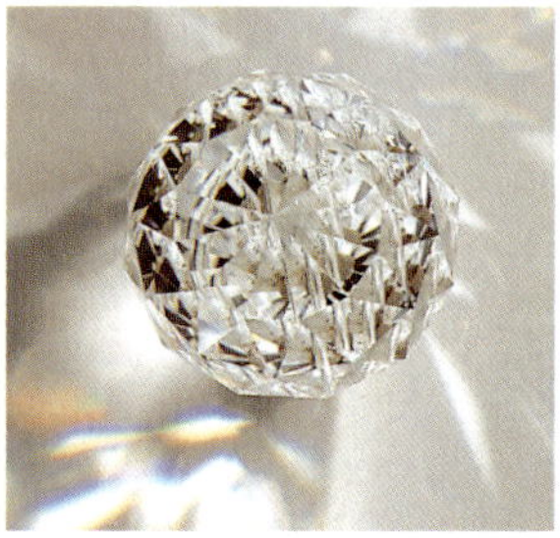

Meisterlich geschliffene Diamanten reflektieren sämtliche Farben des Spektrums.

Herkunft: Diamanten werden in Südafrika, Indien, Brasilien, Russland, Australien und den USA abgebaut.

Geschichte: Es gibt viele Legenden über berühmte Diamanten. Als der mit 3106 Karat größte Diamant der Welt, der Cullinan, 1905 in Südafrika entdeckt wurde, sollen die Bergarbeiter am Rande eines Minenschachts mit ihm Fußball gespielt haben. Der Cullinan wurde in vier Diamanten geschnitten, die heute zu den britischen Kronjuwelen zählen.

Heilanwendungen: Der Diamant bringt die einzigartigen Qualitäten jedes Menschen zum Vorschein. Er gilt als mächtiger Heilstein, der die reinsten inneren und äußeren Energien aktiviert.

Bergkristall

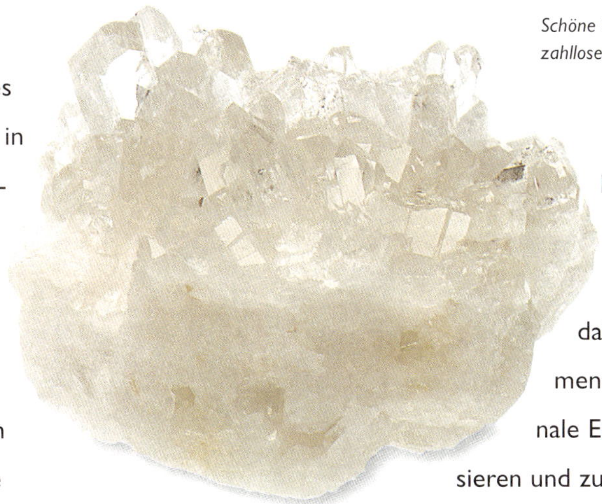

Schöne Quarzgruppen gibt es in zahllosen Formen und Größen.

Geologie: Quarz ist eines der häufigsten Mineralien in der Erdkruste, das in zahllosen Formen und Farben vorkommt. Der farblose Quarzkristall wird Bergkristall genannt. Der Stein kann zwar auch wolkig weiß sein, aber die hochwertigsten Kristalle sind klar wie Eis. Diese Steine sind klar definiert und können eine oder zwei Spitzen haben. Bergkristall mit winzigen goldenen Rutilnadeln wird auch Rutilquarz genannt.

Herkunft: Zu den wichtigen Herkunftsgebieten hochwertigen Bergkristalls zählen Brasilien, die USA und Afrika.

Geschichte: Die ursprüngliche Bedeutung des Wortes „Kristall", das oft für Quarz verwendet wird, stammt vom griechischen Wort für Eis. Die echte Kristallkugel der Seher besteht aus Bergkristall und vermittelt ihnen mit ihren Mustern und milchigen Einschlüssen die notwendigen Inspirationen. In Südamerika und an anderen Orten der Welt hat man riesige Bergkristallbrocken gefunden, die von den Urvölkern zu Schädeln geschnitzt wurden.

Heilanwendungen: Bergkristall hilft dabei, körperliche, mentale und emotionale Energien zu fokussieren und zu verstärken. Quarzstifte können auf jede Körperregion aufgelegt werden, die Energie benötigt. In gefährlichen Umgebungen kann Quarz auch als Schutz verwendet werden. Rutilquarz lindert Depressionen und vertreibt düstre Gedanken.

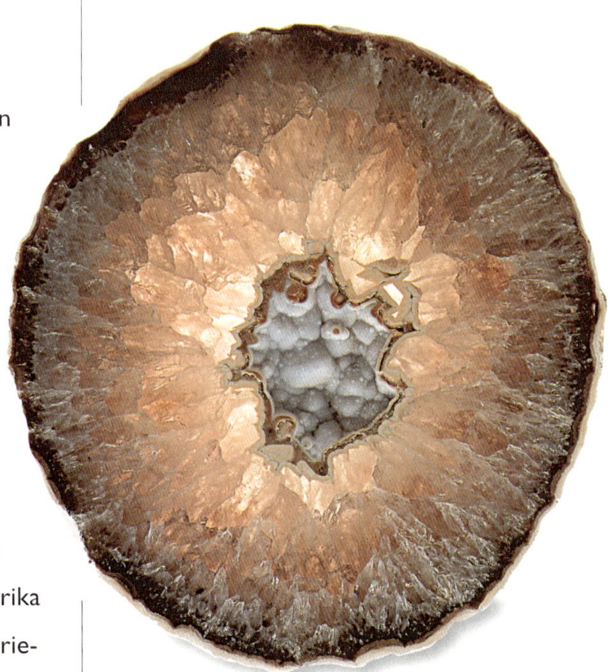

Hier nehmen Quarzkristalle den verfügbaren Raum ein. Steine wie dieser werden oft aufgeschnitten und poliert.

Schwarz

Schwarz vereint alle Farben in sich. Alle Farben des Spektrums liegen in Schwarz dicht gedrängt nebeneinander. Schwarze Steine besitzen nicht grundsätzlich negative Energien, wie viele glauben, eher bergen sie ein Geheimnis in ihren Tiefen.

Obsidian

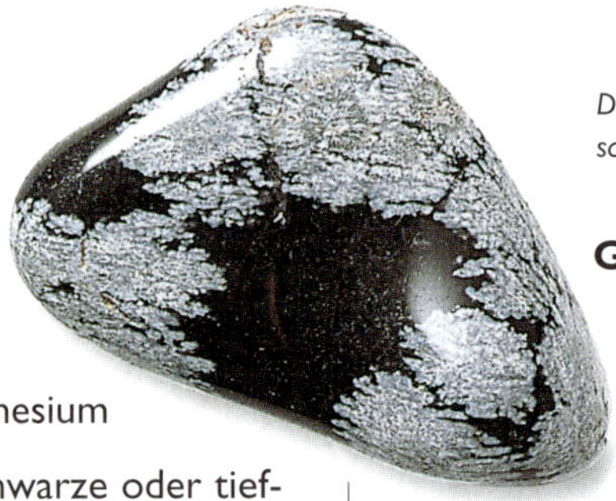

Der Schneeflocken-Obsidian ist eine besonders schöne Form des schwarzen Obsidian.

Geologie: Obsidian ist ein glasartiges Siliziumdioxyd, das in schnell abkühlender Lava entsteht. Eisen und Magnesium verleihen dem Stein seine schwarze oder tiefdunkelgrüne Farbe. Lufteinschlüsse können regenbogenfarbige oder goldene Reflektionen erzeugen. Der kostbare Schneeflocken-Obsidian mit seinen weißen Cristobalit-Einschlüssen ist eine besonders interessante und äußerst reizvolle Form des Steins.

Herkunft: Obsidian stammt vorwiegend aus den USA, Mexiko, Italien und Schottland.

Geschichte: Der amerikanische Name „Apachenträne" zeugt von der Bedeutung des Obsidian für die Indianerstämme im Südwesten der USA. Dort gibt es bedeutende archäologische Funde von Pfeilspitzen aus Obsidian, die belegen, dass der Stein schon vor über 10 000 Jahren für Jagdwaffen und Werkzeuge verwendet wurde.

Heilanwendungen: Obsidian besitzt eine starke maskuline Affinität und beeinflusst die Energien im Unterleib und das Wurzelchakra. Der Obsidian ist ein erdender Stein, der die Entschluss- und Tatkraft fördert und Furcht vertreibt.

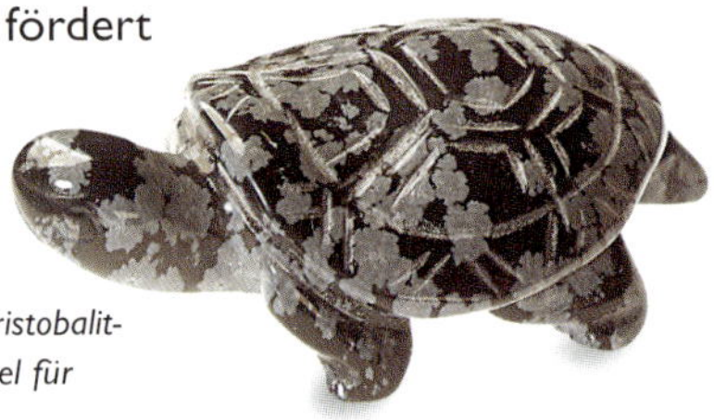

Diese Steinschildkröte mit ihren Cristobalit-Einschlüssen ist ein schönes Beispiel für einen Schneeflocken-Obsidian.

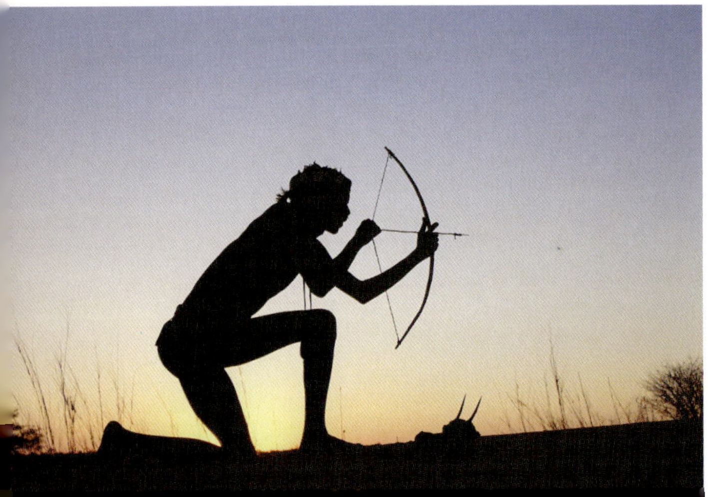

Die Indianer jagten schon vor tausenden von Jahren mit Pfeilspitzen aus Obsidian.

Schwarzer Turmalin

Geologie: Die langen dreiseitigen Formen des Turmalin und seine vielfältigen Färbungen machen ihn zu einem beliebten Sammlerobjekt. Er kommt in einer Vielzahl von Farben wie Schwarz, Rosa, Grün und Blau vor sowie in mehrfarbigen Formen, die wie eine Wassermelone innen rosa und außen grün gefärbt sind. Schwarzer Turmalin wird Schörl genannt und ist die häufigste opake Variante des Steins, die sehr reich an Eisen ist. Eine ungewöhnliche Eigenschaft des Turmalin ist, dass er durch Erhitzen elektrisch aufgeladen werden kann, so dass wie bei einem Magneten ein Ende positiv und das andere negativ geladen ist. Der Stein wird meist geschliffen und zu Schmuck verarbeitet.

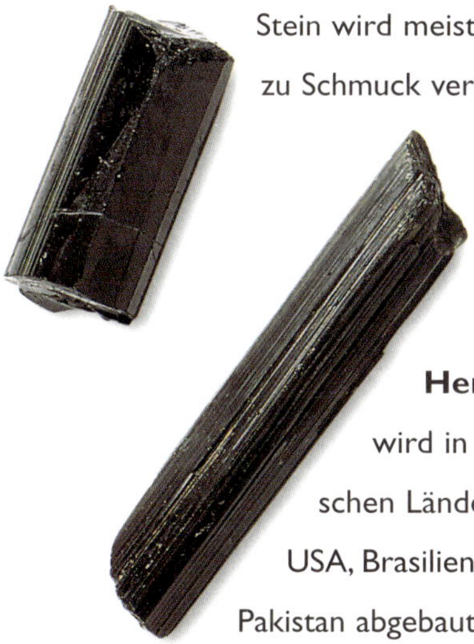

Schwarzer Turmalin wächst in gleichmäßigen Formen und ist bei Sammlern sehr beliebt.

Herkunft: Turmalin wird in einigen afrikanischen Ländern sowie in den USA, Brasilien, Sri Lanka und Pakistan abgebaut.

Geschichte: Wegen seiner vielen Farben ist der Turmalin seit Jahrhunderten sehr beliebt. Der Name kommt von dem alten singalesischen Wort *turmali*, das „gemischt" bedeutet.

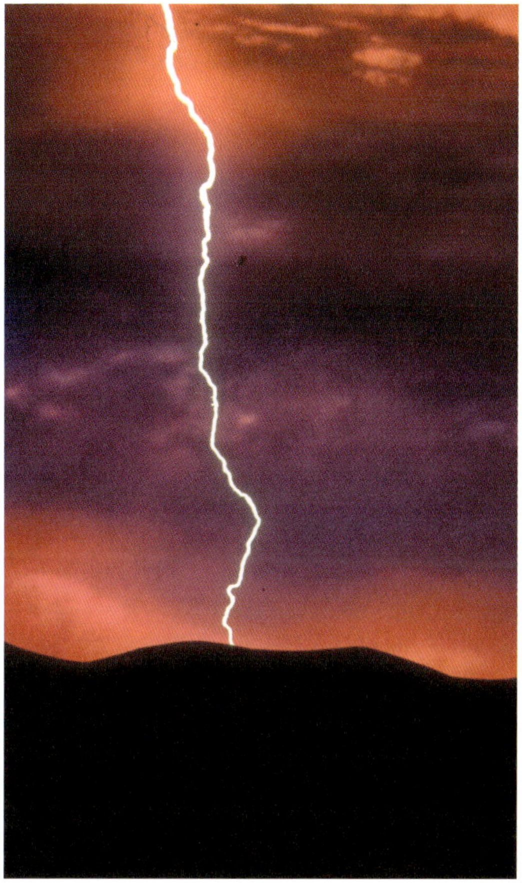

Mächtig entlädt sich ein Blitz auf der Erde. Turmaline können durch Erhitzen elektrisch aufgeladen werden.

Heilanwendungen: Schwarzer Turmalin besitzt eine mächtige, dichte Energie, die Sie erdet, wenn Sie sich unkonzentriert und in verschiedene Richtungen gezogen fühlen. Er besitzt einen starken schützenden Einfluss, der hilft, wenn man emotional oder körperlich verwundbar ist. Er stärkt und vitalisiert und macht die elektromagnetischen Energien der Erde bewusst. Er kann auf das Steißbein gelegt werden, um die Energien zu stabilisieren.

Braun

Braun ist die Farbe der Erde, des Nährbodens, der dichten Materie, in der alles Wachsende wurzelt, und sie besitzt eine beruhigende und zentrierende Energie. Braune Steine gelten in der Heilkunst als „erdend".

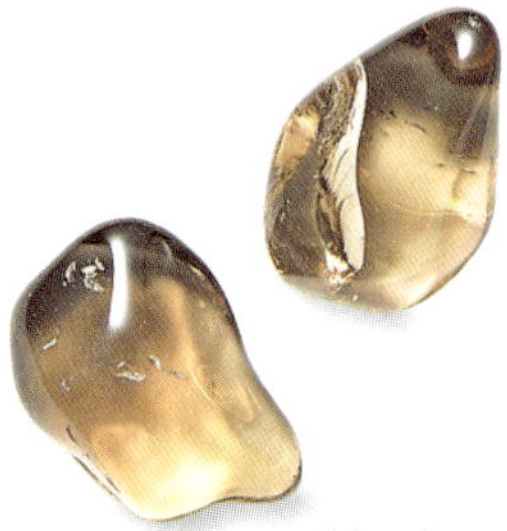

Rauchquarz ist ein sehr hartes Mineral, das in sanften Brauntönen vorkommt.

Rauchquarz

Geologie: Der Rauchquarz ist die braune oder schwarze Varietät des Quarzes, von der man annimmt, dass sie während ihrer Entstehung Strahlung ausgesetzt war. Rauchquarz wird häufig in Granitgestein gefunden, das noch eine geringe Menge natürlicher Radioaktivität aufweist. Die meisten Steine werden zur Intensivierung der Farbe hitzebehandelt. Sie werden oft zu Pyramiden, Kugeln und Statuetten geschliffen. Rauchquarz bildet klar definierte, sechsseitige Enden und ist genauso hart wie Bergkristall. Einige Exemplare enthalten auch goldene Rutilnadeln.

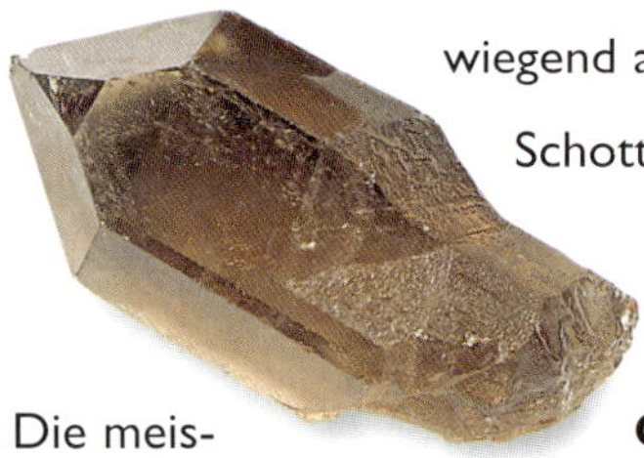

Braune Kristalle, die an die Herkunft allen Seins aus der Erde erinnern, besitzen eine positive erdende Wirkung auf den Körper.

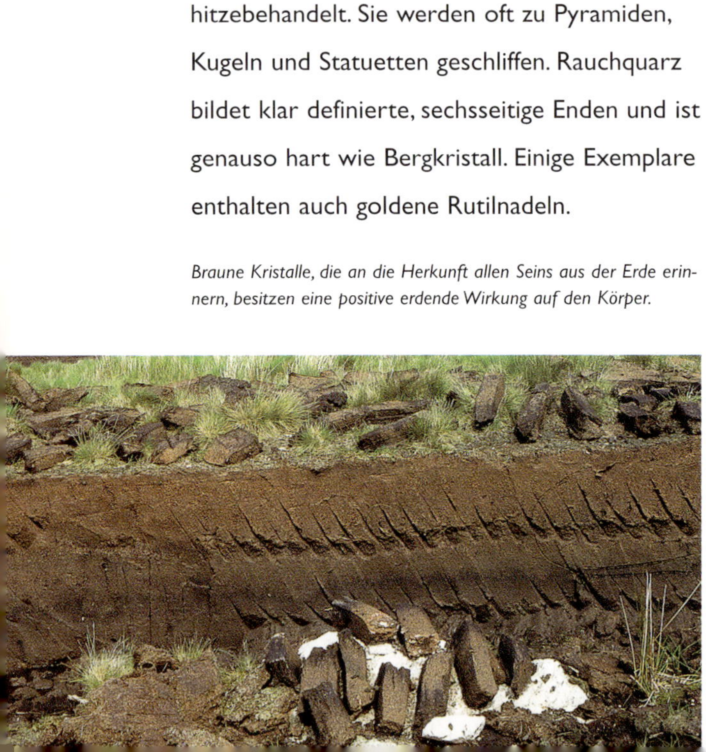

Herkunft: Rauchquarz stammt überwiegend aus Brasilien, doch auch aus Schottland, den USA und der Schweiz kommen schöne Exemplare.

Geschichte: Braune Steine wie der Rauchquarz waren vor allem in den 1920er- und den 1930er-Jahren in der Schmuckherstellung sehr beliebt.

Heilanwendungen: Rauchquarz stärkt und erdet Ihre Energien und vertreibt alle negativen Strömungen. Die Meditation mit dem Stein hilft, aufgewühlte Emotionen umzuwandeln. Der Stein kann die sexuelle Vitalität fördern, wenn er auf den Unterleib oder das Steißbein gelegt wird. Bei der Arbeit am Computer kann der Rauchquarz gegen elektromagnetische Strahlung schützen, wenn man ihn auf den Monitor legt.

Tigerauge

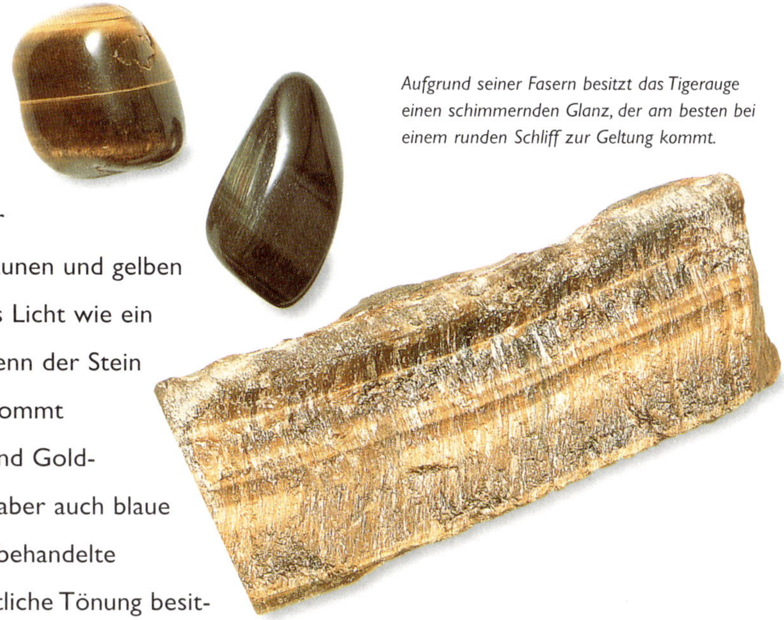

Aufgrund seiner Fasern besitzt das Tigerauge einen schimmernden Glanz, der am besten bei einem runden Schliff zur Geltung kommt.

Geologie: Das Tigerauge ist eine Varietät des Chalcedon, eines Quarzes mit winzigen Mikrokristallen. Er besteht aus glänzenden braunen und gelben Fasern in Schichten, die das Licht wie ein Katzenauge reflektieren, wenn der Stein im Licht gedreht wird. Er kommt normalerweise in Braun- und Goldschattierungen vor, es gibt aber auch blaue Varietäten und einige hitzebehandelte Exemplare können eine rötliche Tönung besitzen. Besonders schön ist das Tigerauge in runder Cabochon-Form, die den Katzenaugeneffekt besonders gut zur Geltung bringt.

Herkunft: Große Vorkommen existieren in Myanmar, Indien, Australien und Südafrika.

Geschichte: Im Mittelalter wurden Tigeraugen auch zum Schutz gegen den bösen Blick getragen.

Heilanwendungen: Mit seiner Kombination aus erdigem Braun und strahlendem Gold hilft das Tigerauge, Ideen in die Wirklichkeit umzusetzen. Wenn Sie sich neuen Aufgaben zuwenden, stabilisiert er Sie und stellt sicher, dass Sie mit den Füßen auf dem Boden bleiben. Er gilt als entspannender und beruhigender Stein, der beim Einschlafen helfen kann. Auf den Solarplexus oder den Bauch gelegt, kann er sowohl körperliche als auch emotionale Energien ausgleichen und harmonisieren.

Das Tigerauge kann durch die Abgabe seiner Energien auf den Geist entspannend und beruhigend wirken.

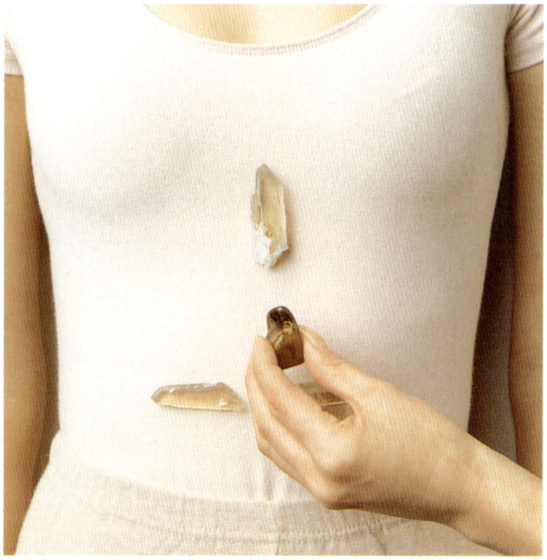

Irisierend

Der Effekt des Irisierens, des Schimmerns in allen Regenbogenfarben, entsteht, wenn sich das Licht über eine Oberfläche bewegt. Irisierenden Steinen wurden lange Zeit magische Kräfte zugesprochen.

Labradorit

Geologie: Der Labradorit kann eine große Vielfalt irisierender Farbtöne zeigen, etwa tiefes Blau, Violett, Grün, Gold und Orange. Er wirkt ziemlich stumpf, bis ihn das Licht im richtigen Winkel trifft. Der schillernde Farbeffekt wird durch eine feine Lamellenstruktur ausgelöst, an der sich das einfallende Licht bricht und auf diese Weise das Farbenspiel erzeugt. Die schönsten Effekte zeigen Labradorite mit vielen dünnen Lamellenschichten. Der zu den Feldspaten zählende Labradorit ist im Muttergestein eingebettet.

Herkunft: Er kommt, wie sein Name verrät, vorwiegend aus Labrador, aber auch aus Skandinavien, wo er unter dem Namen „Spectrolit" verkauft wird. Weitere Vorkommen gibt es in den USA und in Russland.

Geschichte: Wegen seiner faszinierenden, changierenden Farbenvielfalt gilt der Labradorit seit Urzeiten als magischer Talisman.

Heilanwendungen: Der Labradorit erinnert uns daran, dass es im Leben keinen Stillstand gibt, sondern alles in Fluss ist. Das aufblitzende Tiefblau im Stein gemahnt daran, dass jede Art von Materie beseelt ist. Labradorit verstärkt das Scheitel- und das Hypophysen-Chakra. Er öffnet Sie für eine tiefere Wahrnehmung der Realität und ermutigt Sie, die Welt einmal mit anderen Augen zu sehen. Seine sanft schimmernden Farben können auch zu interessanten Träumen anregen.

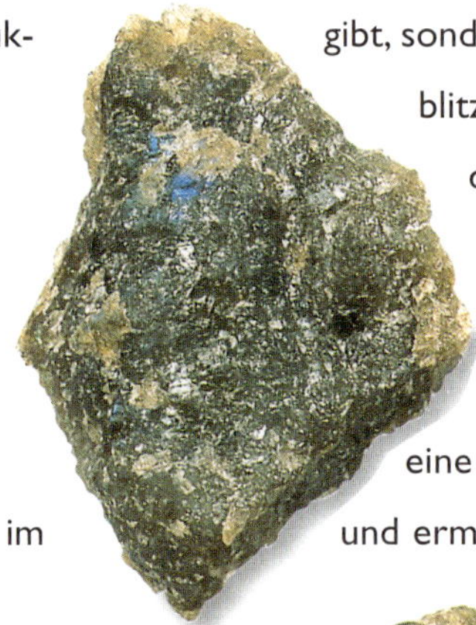

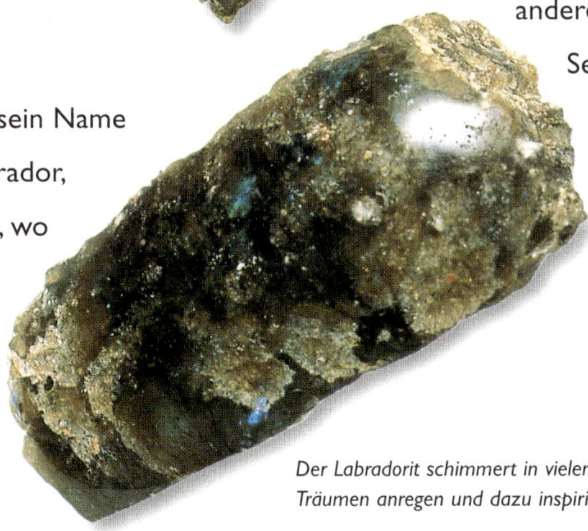

Der Labradorit schimmert in vielen Farbtönen. Er kann zu lebhaften Träumen anregen und dazu inspirieren, hinter die Dinge zu blicken.

Opal

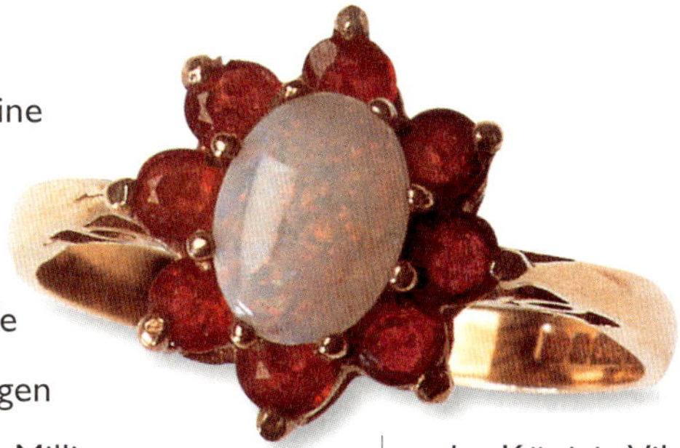

Opale wirken sehr schön in schlichten Schmuckstücken, besonders in Ringen.

Geologie: Opale sind keine echten Kristalle und werden daher als Mineraloide eingestuft. Die Steine mit ihrer einzigartigen Struktur bildeten sich vor Millionen von Jahren aus Lösungen, die in Risse und Schichten von Sedimentgesteinen eindrangen. Opale enthalten noch heute zwischen 6 und 10 Prozent Wasser. Dank ihrer kleinen Siliziumpartikel und Sauerstoffmoleküle funkeln Opale in vielen winzigen Regenbogen. Dieser Effekt wird „Opaleszenz" genannt. Der Hintergrund des Steins kann durchsichtig, milchweiß, blassgelb, schwarz oder sogar orangerot wie bei den Feueropalen sein. Schwarze Opale haben die strahlendsten Farben und sind auch am teuersten.

Herkunft: In der Antike stammten Opale aus Minen in Osteuropa, aber seit etwa 100 Jahren ist Australien der größte Produzent. Feueropale werden in Mexiko und im amerikanischen Bundesstaat Oregon abgebaut.

Geschichte: Nur wenige Steine haben eine so bewegte und faszinierende Geschichte wie die Opale. Es gibt viele archäologische Funde von Opalartefakten, die tausende von Jahren alt sind. Die alten Römer schätzten sie sehr, im Mittelalter galten sie als Augenheilmittel, Shakespeare verehrte sie und die englische Königin Viktoria liebte sie.

Heilanwendungen: Opal besitzt viele sanft irisierende Farben, sein Hintergrund ist meistens milchweiß. Opale sind wegen ihrer Schwingung dem Scheitel- und Hypophysen-Chakra zugeordnet. Der Stein kann wegen seiner Regenbogenfarben die Empfänglichkeit auf allen Bewusstseinsebenen verstärken und alle Bereiche des Körpers energetisieren.

Opale schimmern faszinierend in allen Regenbogenfarben. Sie können alle Bereiche des Körpers energetisieren.

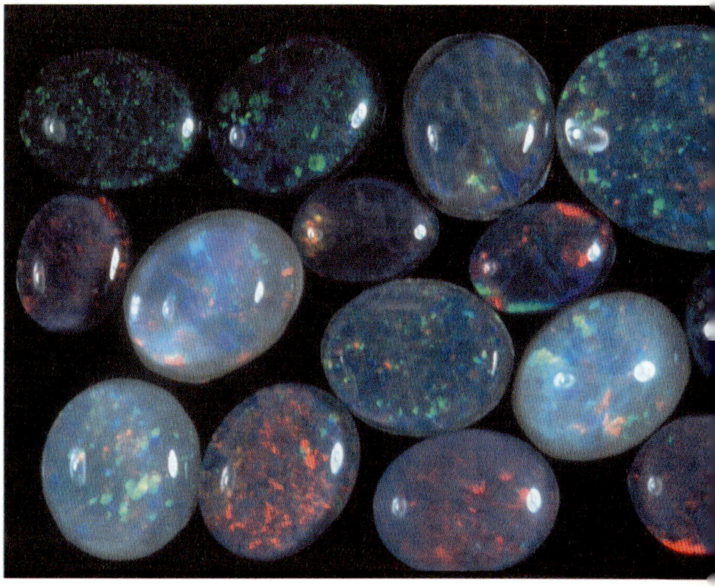

Gold

Die Farbe Gold ist strahlend und so warm und hell wie die Sonne selbst. Das Edelmetall wird seit Urzeiten zur Einfassung von Edelsteinen und Juwelen verwendet. Goldene Mineralien wirken besonders edel und prächtig.

Das Metall Gold

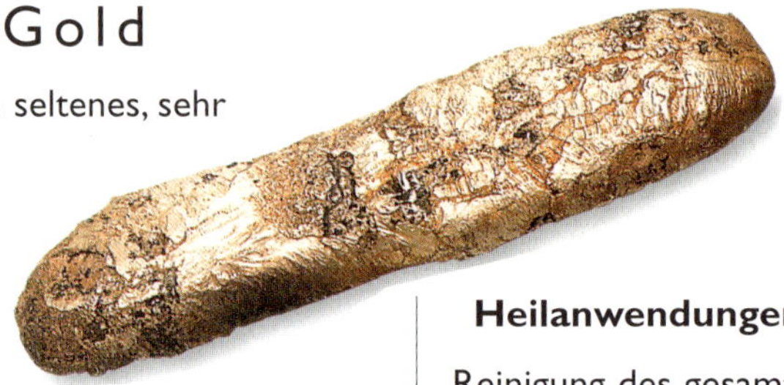

Die Farbschattierungen des Goldes faszinieren die Menschen schon seit tausenden von Jahren.

Geologie: Gold ist ein seltenes, sehr edles Metall, das weich genug ist, um zu dünnen Blättern gewalzt werden zu können.
Der Feingoldgehalt wird in Karat angegeben. Reines Gold hat 24 Karat. Die Kombination von gelbem Gold mit rotem Kupfer wird häufig als Rotgold bezeichnet, die Kombination mit Platin als Weißgold.

Herkunft: Heute wird Gold vor allem in Kalifornien, Colorado, Mexiko und Kanada abgebaut.

Geschichte: Faszinierende ägyptische, sumerische und südamerikanische Kunstgegenstände zeigen, dass es die Kunst der Goldverarbeitung und Goldschmuck schon seit tausenden von Jahren gibt. Gold diente schon immer als ein Statussymbol des Adels und der Monarchie. Die Eroberer der Neuen Welt suchten nach El Dorado, der legendären Stadt aus Gold.

Heilanwendungen: Gold gilt als Mittel zur Reinigung des gesamten Körpers, insbesondere des Gehirns und des Nervensystems. Durch das Tragen von Gold zieht man positive Energie und Reichtum an. In der Medizin wird Gold zur Behandlung von rheumatischer Arthritis, Geschwüren, bestimmten Krebsarten und Gewebeschäden verwendet.

Reines Barrengold gilt als krisensichere Kapitalanlage und symbolisiert Reichtum und Macht.

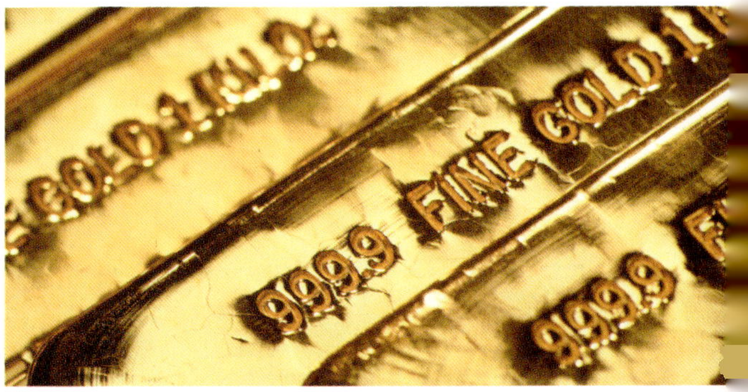

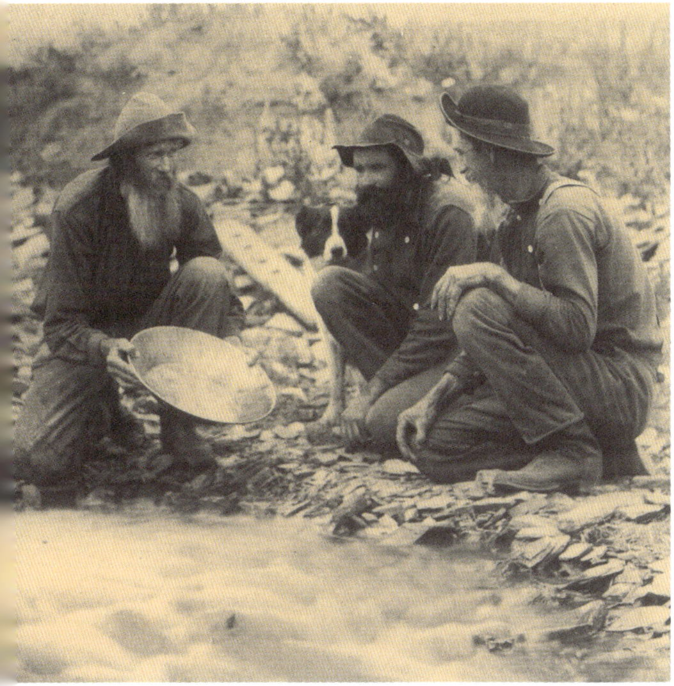

Die frühen Goldsucher verwechselten häufig Pyrit mit Gold. Es ähnelt diesem zwar, muss aber anders bearbeitet werden.

Pyrit

Geologie: Pyrit ist ein schönes Mineral mit einem messinggelben Glanz. Es wird auch „Narrengold" genannt, weil es oft mit echtem Gold verwechselt wird. Es kommt sehr häufig vor und bildet matt glänzende Kristalle in exakten geometrischen, meist kubischen Formen. Es verfügt über hohe Anteile an Eisen und Schwefel. Pyrit hat die gleiche chemische Zusammensetzung wie Markasit und ist schwer von diesem zu unterscheiden. Pyrit ist doppelt so hart wie Gold und muss etsprechend anders bearbeitet werden.

Herkunft: Pyrit-Vorkommen gibt es in den USA, Südafrika, Peru, Deutschland, Russland, Italien und Spanien.

Geschichte: Obwohl Pyrit einen hohen Eisengehalt besitz, wurde es nie zur Eisengewinnung verwendet. Während des Zweiten Weltkriegs wurde es allerdings für die industrielle Schwefelproduktion genutzt. Bei jedem als Markasit bezeichneten Schmuck handelt es sich mit hoher Wahrscheinlichkeit eher um Pyrit, weil Markasit mit der Zeit allmählich zerfällt.

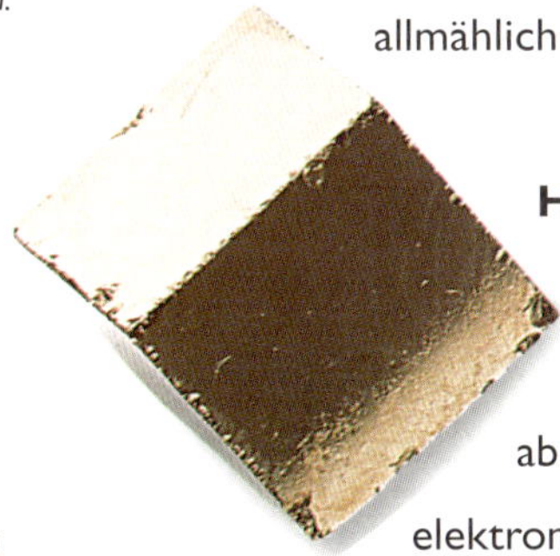

Heilanwendungen: Pyrit kann für die Reinigung des Körpers verwendet werden, aber auch um das eigene elektromagnetische Feld zu säubern und negative Strömungen in der Wohnung zu neutralisieren. Legen Sie Pyrit bei der Arbeit auf Ihren Schreibtisch, um neue Energie zu erhalten. Auf das Steißbein oder den Unterleib gelegter Pyrit kann Energieschübe auslösen.

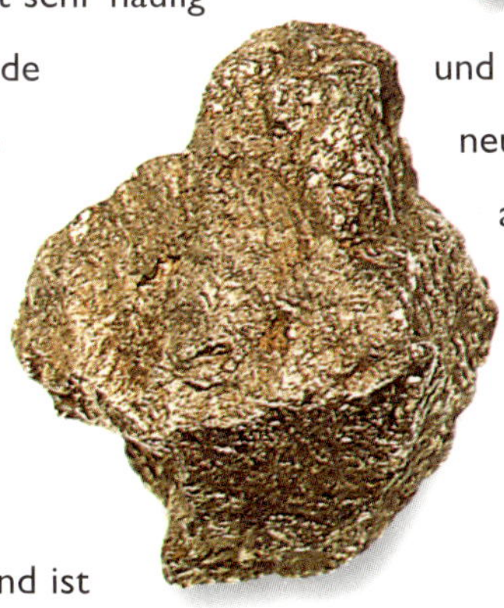

Der Glanz von Pyrit ist blasser als der von Gold, er erinnert eher an Messing.

Silber

Ein Silberstrahl ist wie Mondschein auf Wasser, leicht und rein, kühlend und die Sinne beruhigend. Silber als Metall und silberne Steine entwickeln als Schmuck auf der Haut getragen einen zarten Glanz.

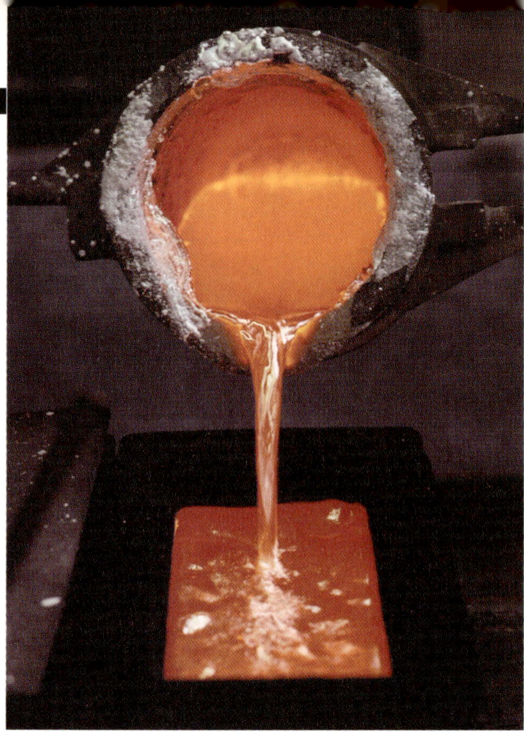

Rot glühendes Silber fließt in eine Gussform. Genauso wie Gold ist auch Silber extrem weich und kann leicht bearbeitet werden.

Das Metall Silber

Geologie: Silber ist ein Metall, das in der Natur sowohl eigenständig als auch zusammen mit Gold, Kupfer oder Quecksilber vorkommt. Es ist wie Gold extrem weich und das elektrisch und thermisch am besten leitende Metall, was es für die Fotografie, die Uhrenherstellung und die Computerindustrie sehr wertvoll macht. Es lässt sich problemlos zu einem haardünnen Draht ziehen. Feinsilber hat einen Reinheitsgehalt von 999 Teilen pro Tausend. Schmuck besteht meistens aus Sterlingsilber, das 925 Teile Silber und 75 Teile Kupfer enthält.

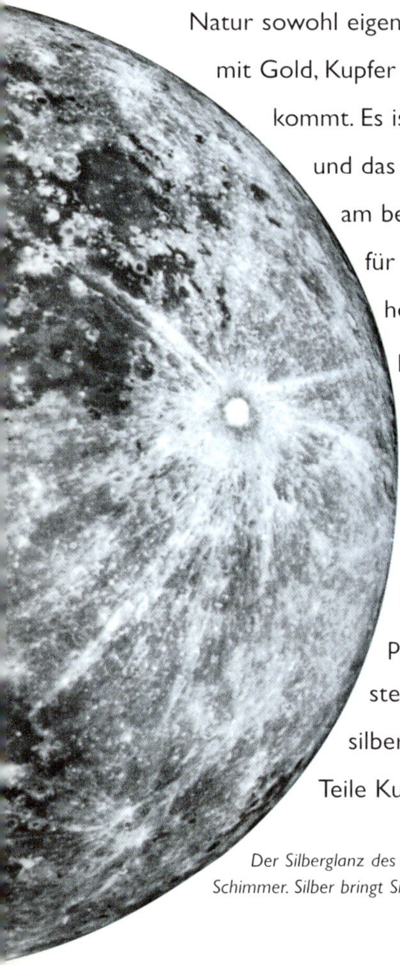

Der Silberglanz des Mondlichts hüllt die Erde in silbrigen Schimmer. Silber bringt Sie mit dieser Mondenergie in Kontakt.

Herkunft: Die wichtigsten Silber-Vorkommen sind in Mexiko, Kanada und den USA.

Geschichte: Schon in den alten keltischen, römischen und indischen Zivilisationen wurden beeindruckende Schmuck- und Kunstgegenstände aus Silber hergestellt. Wegen seines silbrigen Glanzes wird das Metall mit dem Mond assoziiert.

Heilanwendungen: Die Energie des Silbers ist kühl, im Gegensatz zum warmen Schimmer des Goldes. Silber ist subtil, und deshalb wird es mit dem Unbewussten und mit intuitiven Impulsen in Verbindung gebracht. Silber verbindet Sie mit Ihrem höheren Selbst, dem Teil von Ihnen, der geheimnisvoll und wissend ist.

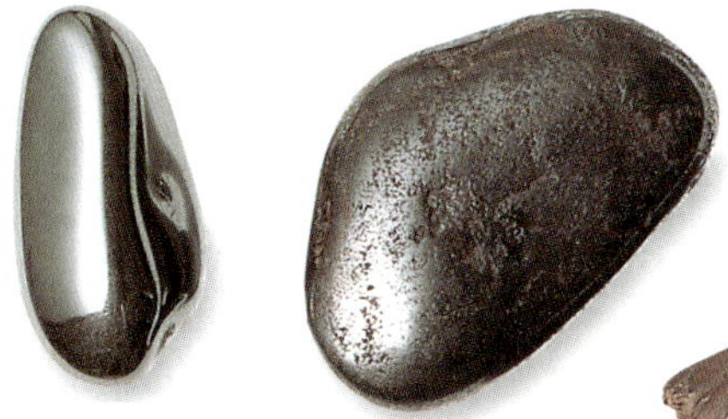

Matt glänzender Hämatit wärmt und kräftigt den Kreislauf, zudem trägt er dazu bei, die körperliche Energie zu erhöhen.

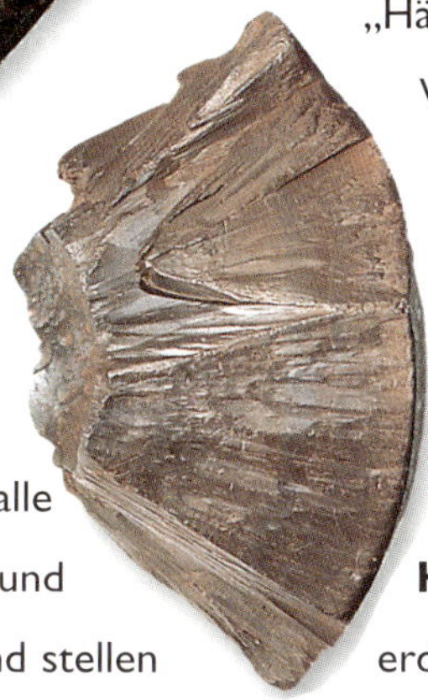

Hämatit

Geologie: Der Hämatit besteht aus Eisenoxid, einem Mineral, das matt glänzende, silbergraue Kristalle hervorbringt. Das Muttergestein und sein Staub sind blutrot gefärbt und stellen eine natürliche Quelle für rote Farbpigmente dar. Hämatit bildet Kristalle unterschiedlicher Form und Größe aus, von gerundeten Nieren- bis hin zu spitzen, scharfkantigen Kristallformen.

Herkunft: Große Hämatit-Vorkommen gibt es im nordenglischen Lake District, in Mexiko, Brasilien, Australien und Kanada.

Geschichte: In der Antike glaubte man, die roten Hämatitsteine seien aus dem Blut von gefallenen Kriegern entstanden. Das Wort „Hämatit" leitet sich von dem griechischen Wort für Blut, *haima*, ab. Häufig hielten ihn Frauen während der Niederkunft in der Hand. Bis heute wird in einigen Regionen der Erde roter Hämatitstaub in Rougepudern verwendet.

Heilanwendungen: Der Hämatit ist ein erdender und stärkender Stein, der Ihnen hilft, sich im Körper zu zentrieren, besonders wenn Ihre Energien erschöpft sind. Er hat eine beruhigende Wirkung auf die Nerven und kann in schwierigen Situationen getragen werden, um Mut und Energie zu stärken. Darüber hinaus wirkt Hämatit negativer Energie in Ihrer Umgebung entgegen, wenn er beispielsweise neben einem Computer aufgestellt wird. In der Heilanwendung soll er den Blutkreislauf regulieren können.

Hämatitpulver ist blutrot und wird deshalb zur Behandlung von Bluterkrankungen und Kreislaufbeschwerden verwendet.

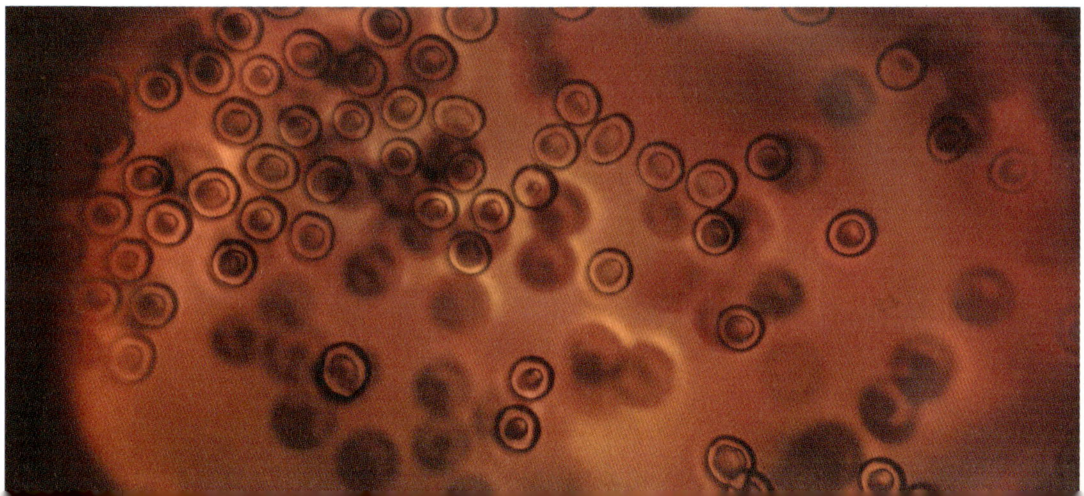

Einfache Anwendungen von Heilsteinen

Durch die Arbeit mit Mineralenergien wird Ihre Intuition und Ihre Sensibilität feiner auf Ihre Umgebung abgestimmt. Bei der Auswahl passender Steine kann Ihnen die Tabelle auf Seite 19 helfen, Sie können aber auch Ihrer Intuition folgen und einen Stein auswählen, wenn Sie das Gefühl haben, dass er der richtige für Sie ist.

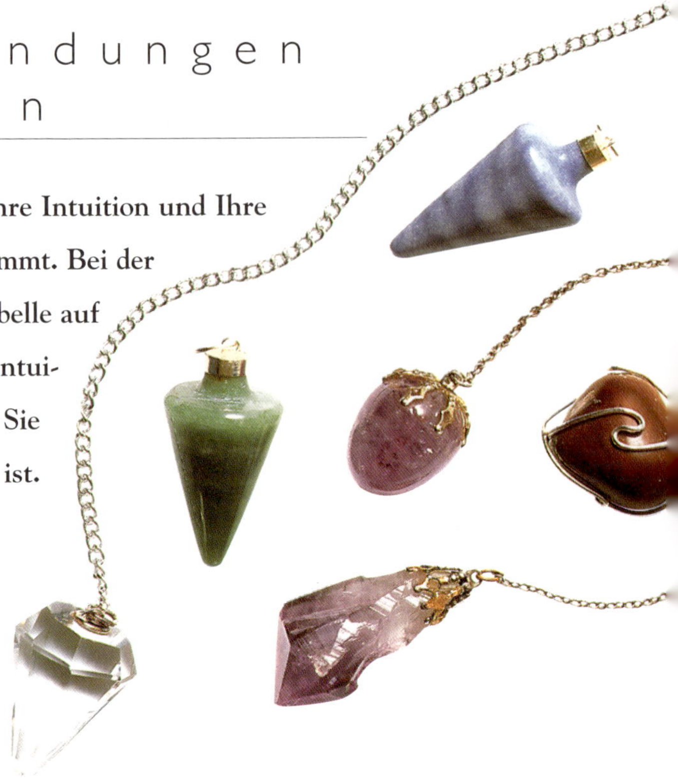

Kristalle können an eine Kette gehängt werden, um Sie zum auspendeln zu verwenden.

Was ist Heilung?

Das Wort „Heilung“ leitet sich von dem alten germanischen Wort *hael* her, was „vollständig“, „ganz“ oder sogar „heilig“ bedeutet. Es ist ein Prozess, durch den Körper, Geist und Seele sanft ausbalanciert werden, um ein Gefühl des Ganzseins und Einsseins zu erzielen. Jeder kann von der Heilung profitieren, vorausgesetzt man ist offen und empfänglich dafür. Bei starken körperlichen Beschwerden oder tief gehenden emotionalen Problemen sollten Sie einen qualifizierten Arzt aufsuchen. Bei einem Gefühl der Unausgeglichenheit und um Ihr Bewusstsein zu erweitern, können Sie an sich selbst arbeiten.

Legen Sie einen Kristall leicht über Ihr Herz, um aufgewühlte Emotionen zu beruhigen.

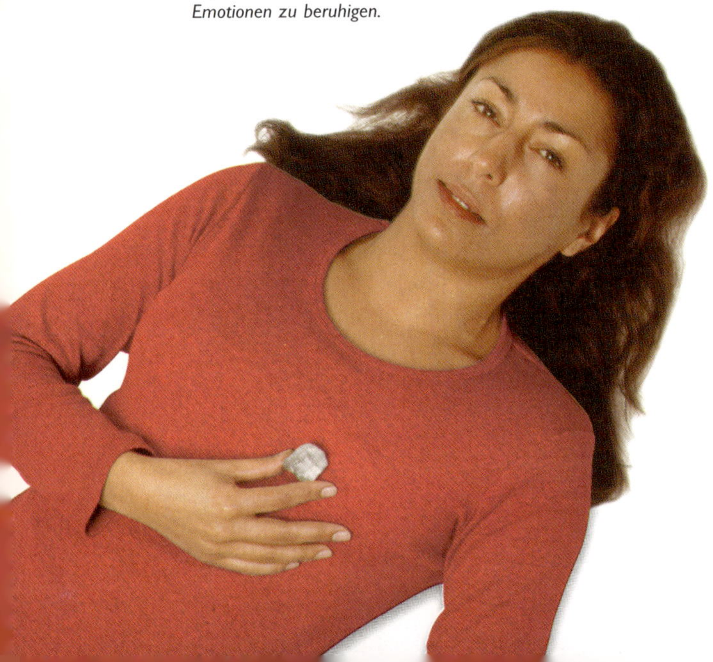

Ein Pendel benutzen

Ein Pendel kann aus einem gleichförmigen Quarz oder geschliffenen Glasstück hergestellt werden, das an eine Kette oder einen Faden gehängt wird. Das Auspendeln ist eine uralte

Kunst. Wenn Sie das Pendel ganz ruhig halten und Ihren eigenen Namen aussprechen, sollte es von selbst im Uhrzeigersinn zu schwingen beginnen. Wenn Sie einen falschen Namen nennen, sollte es seitlich oder gegen den Uhrzeigersinn schwingen. Mit etwas Übung werden Sie herausfinden, wie Ihr Pendel „Ja“ und „Nein“ sagt. Dann können Sie sich hinsetzen und jedes Chakra-Zentrum von der Wurzel bis zum Scheitel mit einer Hand berühren und fragen, ob dieses Zentrum Energie benötigt. Das Pendel wird zur Antwort schwingen.

Heilsteine verwenden

Bereiten Sie Ihre Umgebung vor: Räumen Sie auf und zünden Sie eine Kerze und vielleicht einige Räucherstäbchen an. Wählen Sie einen passenden Stein aus – durch Intuition, Auspendeln oder mit Hilfe der Tabelle oder des Verzeichnisses der Kristalle – und sitzen Sie ruhig, während Sie ihn in der Hand halten. Atmen Sie tief und entspannen Sie sich. Lenken Sie Ihr Bewusstsein in Ihren Körper und achten Sie auf Verspannungen. Lösen Sie diese mit Hilfe Ihres Atems einfach auf. Dann lenken Sie Ihr Bewusstsein auf Ihren Stein – auf seine Farbe, Form und das Gefühl in der Hand. Entspannen Sie sich und achten Sie darauf, welche Eindrücke und Gefühle Sie haben. Atmen Sie zum Abschluss einige Male tief durch und strecken Sie leicht Ihre Arme und Hände.

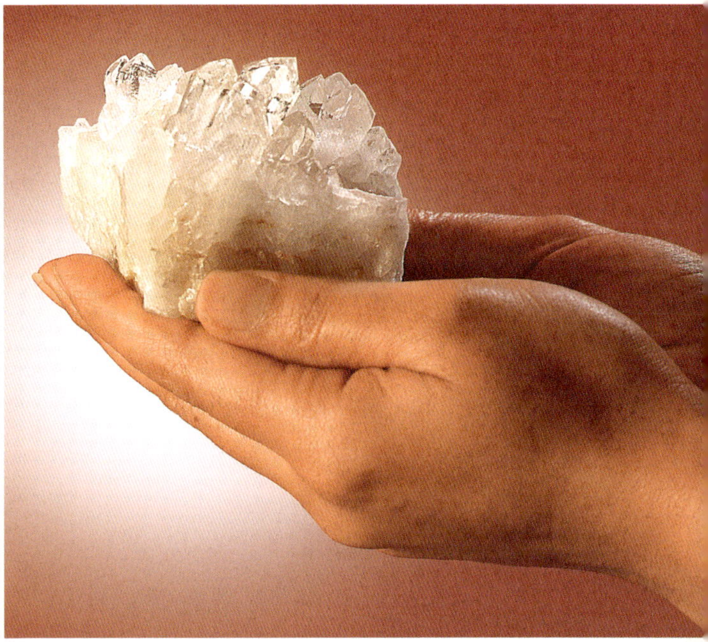

Halten Sie einen Kristall in den Händen, um Ihre Intuition zu schärfen. Was genau erwarten Sie von diesem Mineral?

Heilsteine am Körper

Entspannen Sie sich auf einer Bodenmatte. Legen Sie ein Stück Rosenquarz auf Ihr Herz und atmen Sie alle Verspannungen in Ihrem Körper fort. Fokussieren Sie nun sanft und ruhig alle Ihre Gedanken darauf, Ihr Herz-Chakra zu öffnen und seine Energien zu verstärken. Atmen Sie in den Herzbereich hinein und stellen Sie sich vor, wie der Rosenquarz das Licht der bedingungslosen Liebe in Ihr ganzes Sein strahlen lässt. Nun stellen Sie sich vor, wie dieser rosige Strahl über Sie hinauswächst, um alles zu umschließen. Zur Beendigung der Übung atmen Sie einige Male tief durch und strecken Sie Finger und Zehen.

Kristalle in der Wohnung

Mineralien können eine wichtige Rolle dabei spielen, Ihre Umgebung zu einem schönen Ort zu machen, egal wo Sie sind. Sie können sie ihrer Schönheit wegen oder aufgrund einer bestimmten Funktion auswählen.

Schlafzimmer

Zu viele Kristalle im Schlafzimmer sind nicht hilfreich, schließlich wollen Sie hier hauptsächlich schlafen und sich erholen, und dabei sind allzu viele starke Energien kontraproduktiv. Steine wie das Tigerauge, der Amethyst oder der Rosenquarz können jedoch neben dem Bett sanft und beruhigend wirken. Wenn Sie Ihre Libido stärken wollen, vergessen Sie nicht Kleopatras Lieblingssteine wie den Peridot und den warme Energien ausstrahlenden Bernstein. Im Kinderzimmer kann ein zartblauer Stein wie der Zölestin für entspannende Ruhe sorgen.

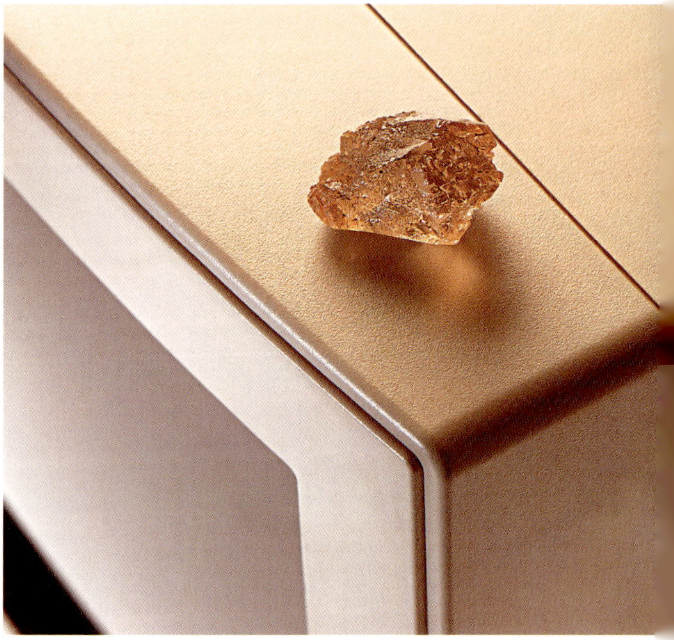

Steine, die zum Schutz vor elektromagnetischer Strahlung ständig Elektrosmog ausgesetzt sind, müssen regelmäßig gereinigt werden.

Arbeitszimmer/Büro

Hier sind elektromagnetische Strahlen von Computern das größte Problem. Steine wie Rauchquarz oder Amethyst können die Umgebung sauber halten, wenn man sie auf den Monitor legt. Wenn Sie vor einer schwierigen Besprechung stehen, können Sie ein großes Stück Rosenquarz in die Mitte des Tisches stellen, um sich zu beruhigen. Wenn Sie Inspiration benötigen, können Sie sich auf einen Bergkristall konzentrieren, um den Geist für neue Ideen zu öffnen.

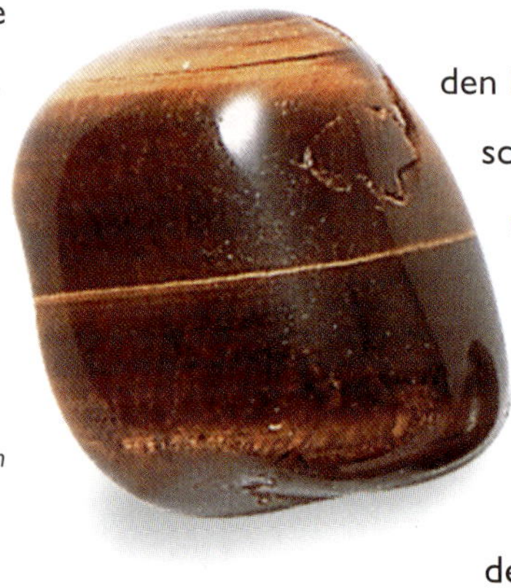

Die Konzentration auf einen Kristall kann negative Gedanken vertreiben und neue Ideen fördern. Derart verwendete Steine müssen regelmäßig gereinigt werden.

Badezimmer

Kleine glatt polierte Kristalle im Badewasser können überaus entspannend wirken. Das Wasser ist ein Medium, das gut leitet, so dass es sanft durch die Steine energetisiert wird – und Sie mit ihm. Probieren Sie es mit Quarz, Karneol, Zitrin oder Tigerauge. Legen Sie die Kristalle in die Badewanne, lassen Sie warmes Wasser einlaufen, geben Sie drei bis vier Tropfen eines ätherischen Öls wie Lavendel oder Weihrauch hinein, entzünden Sie auf der Fensterbank eine Kerze und lehnen Sie sich in der Wanne zurück, um ein entspannendes und in der Tat übersinnliches Bad zu genießen.

Heilsteine wirken im Wasser besonders gut. Nehmen Sie sie mit ins Badewasser, um sich beim Bad richtig zu entspannen.

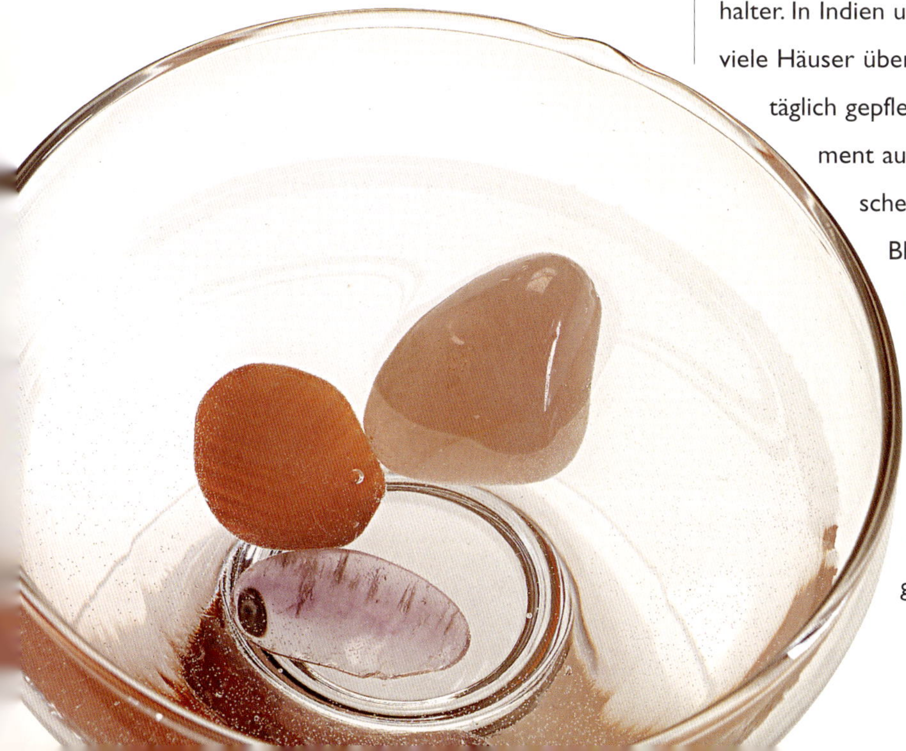

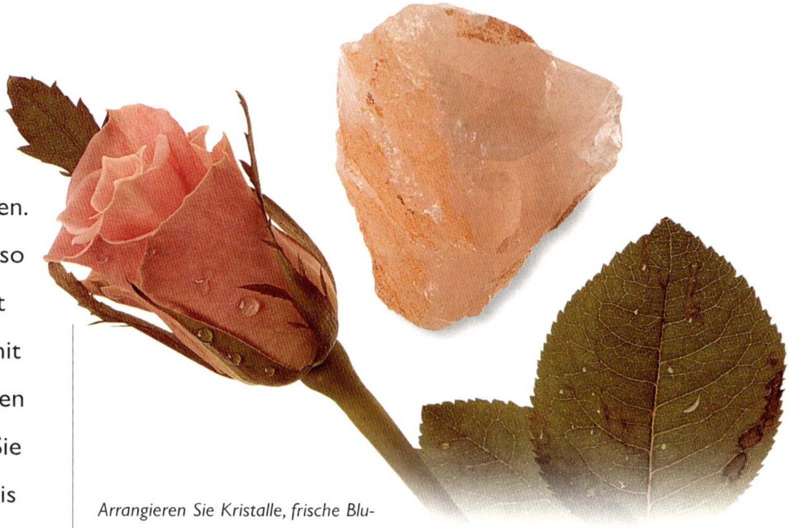

Arrangieren Sie Kristalle, frische Blumen und Kerzen, um eine angenehme Umgebung zu schaffen.

Wohnzimmer

Hier können Sie einen besonderen Ort für Ihre Steine einrichten. Reservieren Sie ihnen einen besonderen Tisch mit einer Seidendecke, einer schönen Kerze im Leuchter, einer Vase für frische Blumen und einem Rächerstäbchenhalter. In Indien und anderen Ländern verfügen viele Häuser über einen eigenen Schrein, der täglich gepflegt wird. Ein schönes Arrangement aus Kristallen, Kerzen und frischen Blumen ist ein schöner Blickfang und erzeugt positive Energien in Ihrem Wohnzimmer. Selbst die störende Gegenwart eines Fernsehers kann durch darauf gestellte Amethyste gemildert werden, zumal die Steine auch gegen die Strahlung helfen.

Meditation mit Kristallen

Die Meditation ist eine Methode, um einen Zustand tiefer Stille zu erlangen, der in unseren hektischen Zeiten neue Kraft verleiht. In der Meditation erfahren Sie tiefen Frieden und Entspannung. Dadurch kann sich Ihr Körper regenerieren und Geist und Seele werden erfrischt.

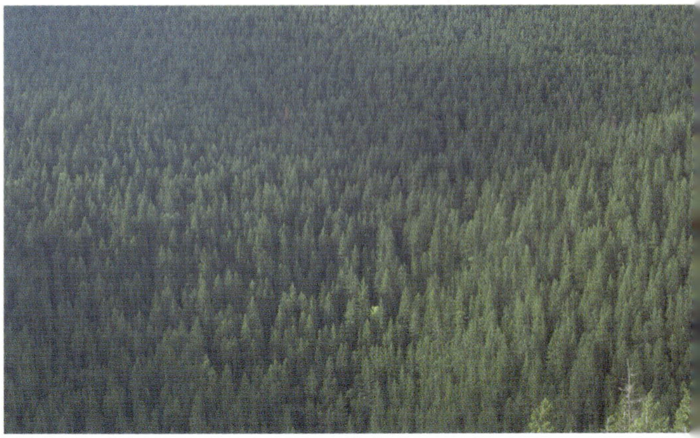

Die Meditation soll den Frieden und die Stille der Natur auf Ihren Geist übertragen und dadurch neue Energie freisetzen.

Raum und Zeit schaffen

Meditation heißt nicht „nichts tun", sondern sich Zeit nehmen, um einfach zu „sein" und sich für eine kurze, wohltuende Zeit von den täglichen Anforderungen zu befreien. Versuchen Sie, jeden Tag 15 Minuten für sich selbst zu reservieren.

Kristalle als Fokus

Bei der Meditation können Kristalle in der Hand oder auf dem Körper als festes Objekt für die Entspannung dienen. Sie können sich auch zusätzlich der Visualisierung bedienen und die Kraft der kreativen Vorstellung und der Intuition auf den Kristall reagieren lassen. Schreiben oder zeichnen Sie nach diesen Übungen Ihre Erfahrungen auf und bewahren Sie sie für später.

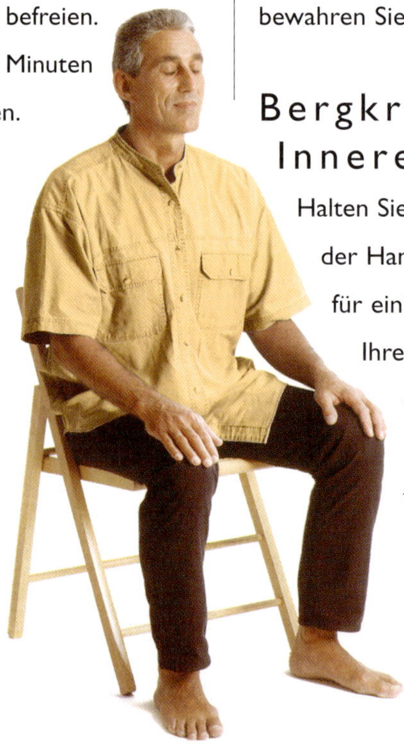

Bergkristall-Übung: Innere Reinigung

Halten Sie im Sitzen einen Bergkristall in der Hand. Atmen Sie tief und lösen Sie für einige Augenblicke alle Spannung aus Ihrem Körper. Stellen Sie sich nun eine Fontäne aus weißem Licht vor, die direkt über Ihrem Scheitel entspringt, durch Ihren Kopf in

Sitzen Sie entspannt und lassen Sie Ihrer Vorstellungskraft freien Lauf. Wenn Sie dabei einen Kristall in der Hand halten, können Sie Ihre Imagination auch auf ihn richten.

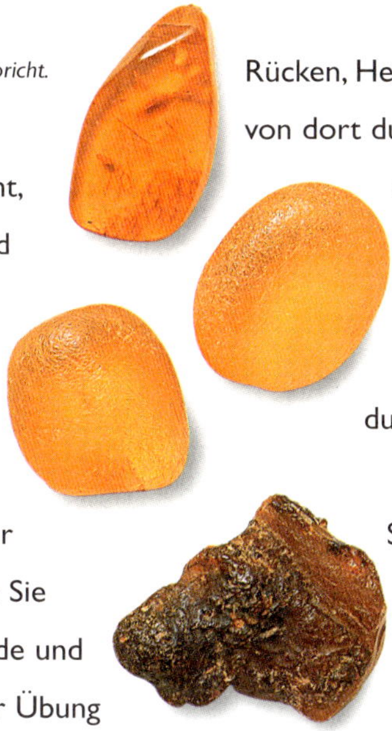

Verwenden Sie den Kristall, der Sie gerade anspricht. Sie werden instinktiv den richtigen finden.

Sie hineinströmt und über Gesicht, Hals, Schultern, Rücken, Arme und Hände in den Kristall fließt. Während sich die Energie im Kristall aufbaut, lassen Sie sie über Bauch, Hüften und Beine in die Erde abfließen. Danken Sie der Erde für ihre Geschenke. Danken Sie sich selbst als Leiter zwischen Erde und Himmel. Atmen Sie zum Ende der Übung tief durch und lockern Sie Hände und Füße.

Bernstein-Übung: Verbindung mit dem Pflanzenreich

Bernstein ist ein organischer Edelstein aus versteinertem Baumharz, der oft Lebensformen aus der Urzeit enthält. Für diese Übung nehmen Sie ein Stück Bernstein mit auf einen Spaziergang. Suchen Sie sich eine hohe Kiefer oder lassen Sie sich von Ihrer Intuition zu einem anderen Baum leiten. Lehnen Sie sich mit dem Rücken an seinen Stamm und halten Sie den Bernstein in Ihren Händen. Atmen Sie tief und fühlen Sie die Kraft des Baums. Stellen Sie sich vor, dass Sie warme Erdenergie durch Füße, Beine, Hüften und den Bauch in den Bernstein leiten. Lassen Sie die Energie weiter durch Rücken, Herz und Schultern in den Kopf und von dort durch den Baum hinaus ins Universum fließen. Entspannen Sie sich und fühlen Sie, wie Sie ein Teil der Natur sind. Enden Sie mit Dank an den Baum und indem Sie tief durchatmen und Ihre Arme strecken.

Sie können mit jedem Stein arbeiten, der Ihnen geeignet scheint – mit der Zeit werden Sie Ihre Favoriten entdecken. Seien Sie sich dieser Geschenke bewusst und dankbar.

Sie sollten nie vergessen, dass alle Steine, Mineralien und Edelsteine aus der Erde stammen.

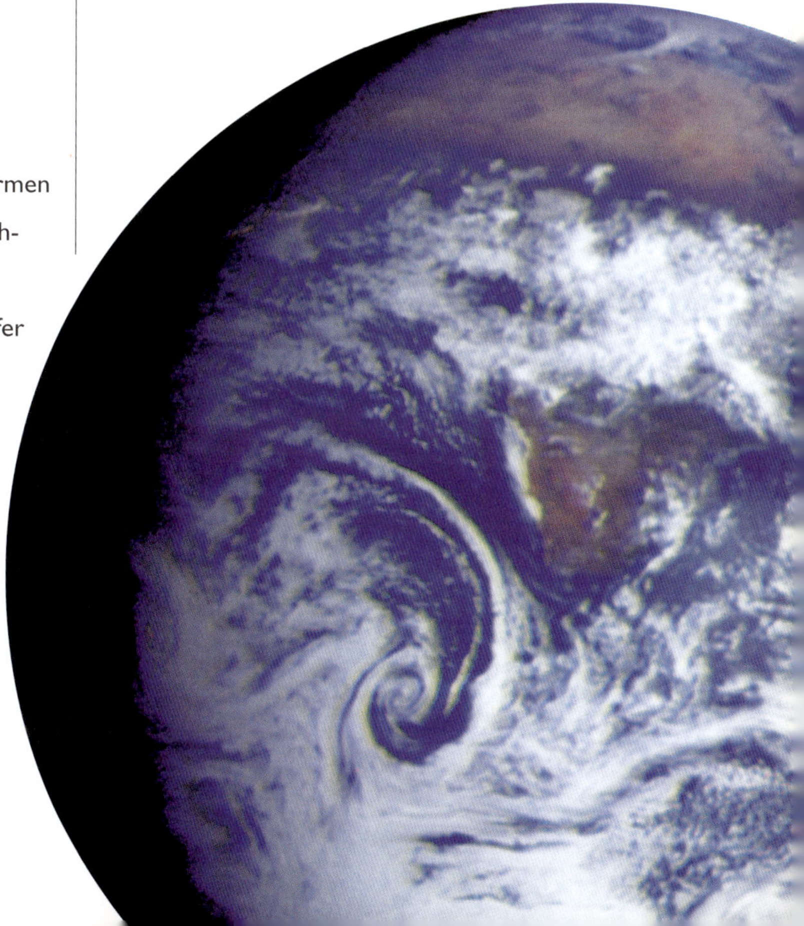

Kristalle kaufen

Kristalle sammeln kann viel Spaß machen. Allerdings sollte man beim Kauf ein wenig vorbereitet sein. Nutzen Sie diese Richtlinien, um aus dem breiten Angebot tatsächlich die für Sie richtige Wahl zu treffen.

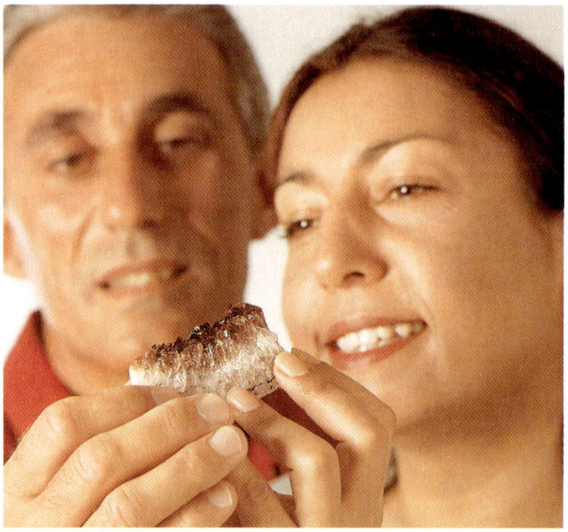

Kaufen Sie Ihre Kristalle von einem Händler, der Sie mit hilfreichen Ratschlägen und wichtigen Informationen versorgt.

Heute sind Kristalle vielerorts erhältlich, und es gibt durchaus preiswerte Steine, die sowohl ästhetisch ansprechend als auch nützlich für Heilanwendungen sind.

Einen Händler finden

Wenn Sie sich für Kristalle interessieren, sollten Sie sich vorher gründlich informieren. Sollten Sie einen mit Kristallen arbeitenden Heilpraktiker kennen, fragen Sie ihn, woher er seine Steine bezieht – vielleicht verkauft er Ihnen ja auch welche. Besuchen Sie möglichst viele Händler. Achten Sie auf die Atmosphäre: Werden die Steine sorgfältig aufbewahrt und ausgestellt? Erhalten Sie Ratschläge und hilfreiche Antworten auf Ihre Fragen? Viele Steine auf dem Markt sind hitzebehandelt, gefärbt oder im Labor gezüchtet. Fragen Sie die Händler, woher ihre Steine stammen. Wenn Sie keine befriedigende Antworten erhalten, überdenken Sie den Kauf lieber noch einmal. Das Gleiche gilt für Edelsteinmessen und Tauschbörsen. Lernen Sie Ihren Händler kennen und vertrauen Sie auf Ihre Intuition. Sie können zwar auch Kristalle im Versandhandel kaufen, aber der Nachteil dabei ist, dass Sie die Steine vor dem Kauf weder sehen noch anfassen können. Ihre persönliche Erfahrung mit den Steinen ist wichtig, besonders wenn Sie sie für die Heilung verwenden wollen.

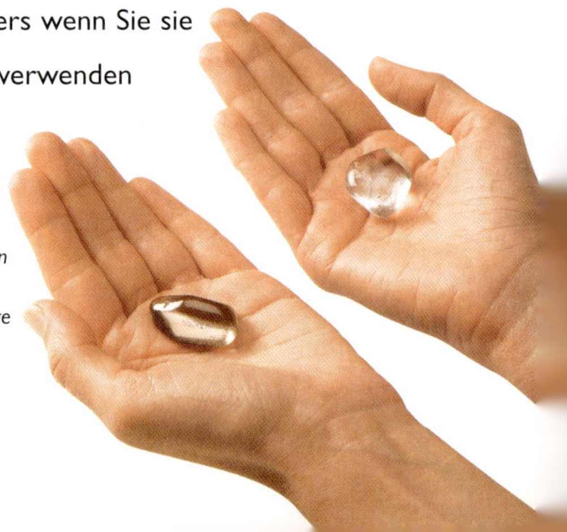

Nehmen Sie die Kristalle im Geschäft in die Hand und fühlen Sie, welcher der richtige für Sie ist.

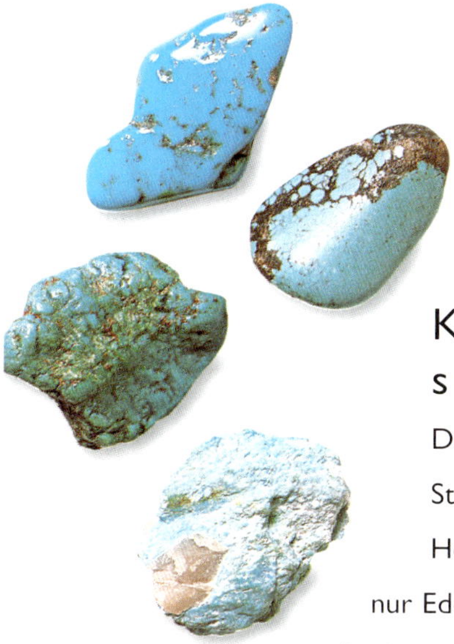

Natürliche Mineralien lassen sich an Stränden und anderen Orten finden. Achten Sie darauf, dass Sie gegebenenfalls auch eine Genehmigung dafür haben.

Kristalle sammeln

Das Sammeln von Steinen ist ein beliebtes Hobby, wobei man nicht nur Edelsteine sammeln kann. Sie können sich auch einer Gruppe von geologisch Interessierten anschließen und gemeinsam sammeln und nach natürlichen Gesteinsadern suchen. Wenn Sie in einer Region mit Granitfelsen leben, ist es leicht möglich, Steine mit kleinen Quarzkristallen zu finden. Am besten schließt man sich einer Gruppe an, die eventuell notwendige Formalitäten regelt und auf den Umweltschutz achtet.

Kristalle verschenken

Häufig wird empfohlen, wegen der persönlichen Interaktion nur Steine für sich selbst zu kaufen. Wenn Sie für jemand anderen einen Stein kaufen, müssen Sie sich sehr auf Ihre Intuition verlassen, sich die Person vorstellen und fragen, ob der Stein der richtige für diesen bestimmten Menschen ist.

Dank der Schönheit und Vielfalt der Kristalle werden Sie auf jeden Fall etwas finden, dass zu Ihren Wünschen und Preisvorstellungen passt.

Geburtssteine

Diese Liste kann Ihnen bei der Auswahl von Kristallen für andere Menschen behilflich sein. Geburtssteinlisten wie diese waren im 18. und 19. Jahrhundert sehr populär.

Januar	Granat
Februar	Amethyst
März	Aquamarin
April	Diamant
Mai	Turmalin
Juni	Mondstein
Juli	Karneol
August	Peridot
September	Lapislazuli
Oktober	Opal
November	Topas
Dezember	Türkis

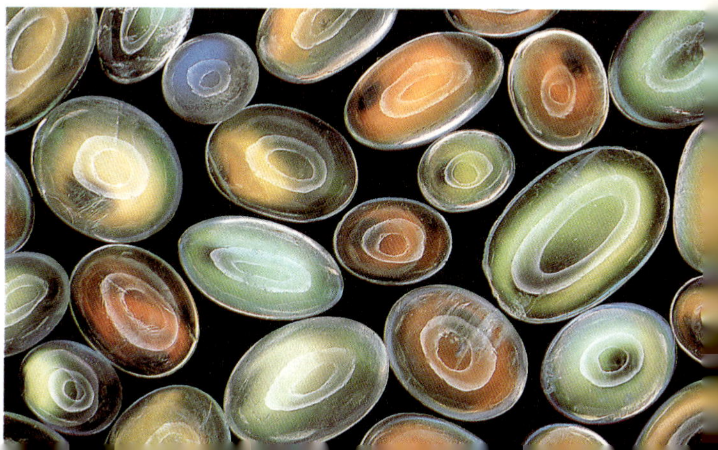

Glossar

Anorganisch
Eine zur unbelebten Natur gehörende Substanz, beispielsweise ein Mineral

Cabochon
Ein zu einer glatten gewölbten Form geschliffener und polierter Stein

Chakra
Ein Energiezentrum des Körpers

Druse
Ein kleiner Gesteinshohlraum, an dessen Innenwand viele kleine Kristalle wachsen

Einschluss
Flecken, Blasen oder andere Mineralien im Inneren von Kristallen

Element
Ein chemischer Grundbaustein der Materie, z. B. Kohlenstoff oder Wasserstoff

Facette
Eine der Flächen eines Kristalls

Geode
Gesteinshohlraum, der eine Kristallgruppe umschließt

Geologie
Die Wissenschaft von Aufbau, Zusammensetzung und Entwicklung der Erde

Handschmeichler
Kleine, runde, glatte Steine

Irisieren
In Regenbogenfarben schimmern

Katzenaugeneffekt
Eine glänzende Reflektion wie von einem Katzenauge, z. B. beim Tigerauge

Kristall
Ein Mineral mit einer präzisen geometrischen Struktur

Magma
Geschmolzenes Gestein aus dem Erdkern

Mineral
Eine natürlich vorkommende anorganische Verbindung

Opaleszenz
Ein milchiges, sanftes Schillern wie bei Opalen

Organisch
Eine Substanz pflanzlichen oder tierischen Ursprungs

Programmieren
Das Aufladen eines Kristalls mit Affirmationen zu Heilzwecken

Reinigen
Das physische und energetische Säubern von Kristallen

Rutil
Goldene Mineralfäden in Bergkristallen und anderen Steinen

Spitze
Das spitze Ende eines Kristalls

Nützliche Adressen und Internetseiten

Cairn Elen Lebensschule Tübingen
Stäudach 58/1
D–72074 Tübingen
Tel.: 070 71-36 47 19
Fax: 070 71-388 68
E-Mail: info@cairn-elen.de
Homepage: www.cairn-elen.de

Internationales Zentrum für Neue Therapien
Postfach 1712
D–63407 Hanau
Fax: 061 81-246 40
E-Mail: info@dietmar-kraemer.de
Homepage: www.dietmar-kraemer.de

Edelsteine-Becker
D–97631 Bad Königshofen
Telefon: 097 61-61 32
Fax: 097 61-396 48 03
E-Mail: edelsteine-becker@t-online.de
Homepage: www.edelsteinversand.com

Isotrop-Versand für ätherische Öle und Edelsteine
Frankfurter Str. 155
D–65520 Bad Camberg
Telefon und Fax: 064 34-54 55
E-Mail: isotrop@compuserve.com
Homepage: www.isotrop.de

Weitere informative Websites zu diesem Thema:
www.edelsteintherapie.de
www.enveda.de/alternativundkomplementaer-medizin
www.esoterikwissen.de
www.kunst-kreativ.de/stones.htm
www.angelfire.com/stars/traumtanz/heilsteine
www.steine-und-mehr.de
www.thoba-versand.de/
http://ourworld.compuserve.com/homepages/isotrop/steine.htm
www.venetia.co.at/person/edelstein.html
http://webplaza.pt.lu/andre

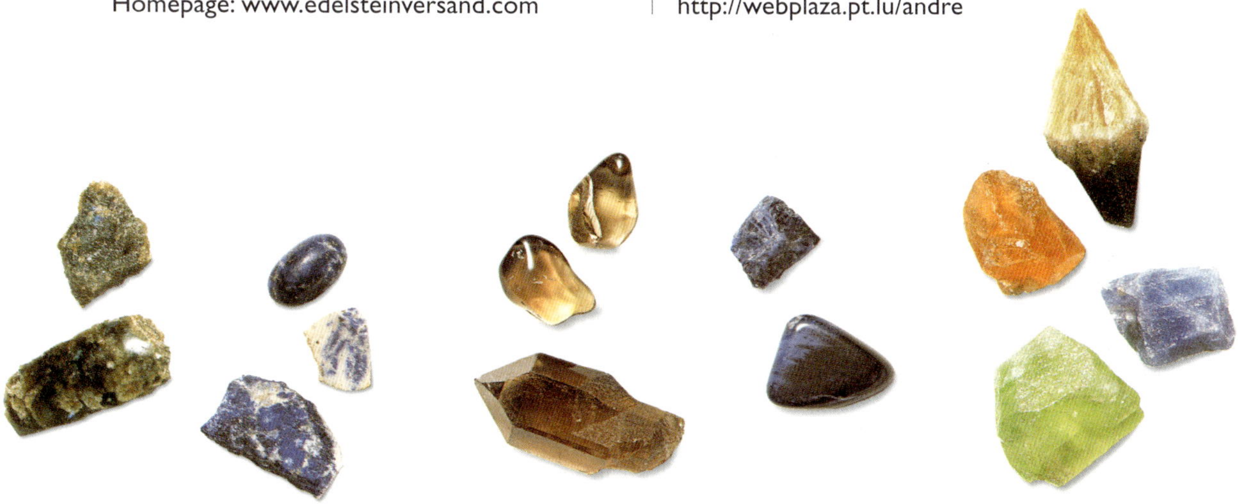

Register

Abbaumethoden 10–11
Afghanistan 32, 37, 41
Afrika 23, 38, 43, 45
Ägypten 12, 15, 16, 25, 32
Amethyst 6, 11, 38, 56–7, 61
Aquamarin 9, 11, 33, 61
Arbeitszimmer 56–57
ätherische Öle 57
Auspendeln 54
Australien 31, 35, 42, 47, 49, 53

Badezimmer 57
Bergbau 10–12
Bernstein 11, 18, 24, 56, 59
Beryll 11
Birma (siehe auch Myanmar) 12
Brasilien 11, 25–27, 30, 35, 38–43, 45–46, 53
Büro 56–57

Chakras 16–19, 55
Chalcedon 11, 25
China 12, 29
Computer 46, 56
Cullinan Diamant 13, 42

Diamant 6, 11, 13–15, 42, 61
Drüsen 17

East India Company 13
Einschlüsse 10
Erde 7–11, 15, 18, 59
Erdkruste 8, 9

Facetten 10
Farbheilung 16–19
Frequenz 20

Geburtssteine 61
Gesteinsarten 9
Gold 50
Granat 6, 11, 18, 23, 61
Guatemala 29

Hämatit 53
Händler 60
Hawaii 28
Heilmethoden 54–55
Hollywood 14

Indianer 18, 44
Indien 6, 12–13, 17, 23, 25, 35, 39–40, 42, 47, 57
Internetseiten 63
Iolit 39

Jade 12, 29

Karneol 11, 25, 57, 61
Koh-i-noor 13
Körper 17, 55
Korund 11
Kristalle
  im Film 15
  kaufen 60–1
  programmieren 21
  reinigen 11, 20–21
  sammeln 61
Kristallpalast 13
Kronjuwelen 12–13, 36
Kunz, George 41
Kunzit 41

Labradorit 11, 18, 48
Lapislazuli 12, 37, 61

Madagaskar 26, 30, 34–5, 39–41, 45
Maya 12
Meditation 7, 18, 55, 58–59
metamorphes Gestein 9
Mineralien 8–9, 10–11, 15
Moldavit 31
Mondstein 6, 11, 35, 61
Mosambik 33, 39
Myanmar 12, 22, 29, 36, 39, 47

Namibia 38
New Age 15

Obsidian 44
Opal 11, 49, 61
organische Minerale 11
Oxide 11

Pakistan 30, 33, 45
Pendel 54–55
Peridot 12, 28, 56, 61
Perlen 11
Persien 32
Pyrit 11, 51

Quarz 6, 8–11, 20, 43, 58–59

Rauchquarz 11, 46, 56
reine Elemente 11
Rosenquarz 11, 40–41, 55–57
Rubin 9, 22
Russland 38, 42, 48, 51

Sambia 30, 33, 38
Saphir 9, 14, 36
Schlafzimmer 56
Schmuck 6–7, 12–13, 16
Sedimentgestein 9
Silber 52
Silikate 11
Sizilien 9, 34
Smaragd 9, 11–12, 14–15, 30
Sotheby's 14
Spitzen 10, 20
Sri Lanka 11–12, 23, 35–36, 39, 45
St.-Edwards-Krone 12
Südafrika 11–12, 23, 42, 47, 51
Südamerika 12, 25–26, 38
Sulfide 11
Supermann-Filme 15

Tiffany & Co. 41
Tigerauge 11, 47, 56–57
Topas 27, 61
Tower of London 12
Türkis 32, 61
Turmalin 11, 45, 61

USA 23, 31, 33, 34, 40–46, 48–52

Visualisierung 55, 61
vulkanisches Gestein 9

Wohnzimmer 57

Yoga 17

Zitrin 26, 57
Zölestin 34, 56
Zwillingskristalle 10